医界春秋（医案）

张赞臣　主编

吴东杰　整理

全国百佳图书出版单位

中国中医药出版社

·北 京·

图书在版编目（CIP）数据

医界春秋：医案 / 张赞臣主编；吴东杰整理.

北京：中国中医药出版社, 2025.9. ―― (中医师承学堂).

ISBN 978-7-5132-9612-0

Ⅰ. R249.6

中国国家版本馆 CIP 数据核字第 2025ZD5469 号

中国中医药出版社出版

北京经济技术开发区科创十三街 31 号院二区 8 号楼

邮政编码　100176

传真　010-64405721

万卷书坊印刷（天津）有限公司印刷

各地新华书店经销

开本 710×1000　1/16　印张 11　字数 158 千字

2025 年 9 月第 1 版　2025 年 9 月第 1 次印刷

书号　ISBN 978-7-5132-9612-0

定价　48.00 元

网址　www.cptcm.com

服 务 热 线　010-64405510

购 书 热 线　010-89535836

维 权 打 假　010-64405753

微信服务号　**zgzyycbs**

微商城网址　**https://kdt.im/LIdUGr**

官 方 微 博　**http://e.weibo.com/cptcm**

天猫旗舰店网址　**https://zgzyycbs.tmall.com**

整理说明

　　《医界春秋》为民国时期所创办之声誉卓著的中医杂志，特邀张锡纯、曹颖甫、恽铁樵、祝味菊、章太炎、谢利恒等 45 位医界名人为撰稿人，以"案例生动、辨证知机、精细入微、越辨越明"为鲜明特色，被誉为"民国中医之喉舌"，不仅在全国广受欢迎、极富盛名，而且影响远及日本、朝鲜、东南亚、欧美等地。

　　《医界春秋》创刊人张赞臣拜名医谢利恒、曹颖甫、包识生为师，深得诸师之精髓；业医于沪上，内、外、妇、儿各科并治，屡起沉疴。后受聘于上海中国医学院（成立于 1927 年 12 月，于 1939 年 9 月停办），任医史、诊断学、本草学等课教授。《医界春秋》自 1926 年创刊至 1937 年，因抗日战争被迫停刊，每月 1 期，共出版 123 期。

　　《医界春秋》的命名参考古代历史典籍《春秋经》，取法《春秋》所蕴含的褒贬之义，欲引领医界潮流，明善恶而息争端。其在发刊词中说明上海医界春秋社的设立宗旨为："慨夫舆论之不明，而是非益趋于紊乱。人心之好异，而善恶莫必其指归。况在于医，动关民命，横流所至，倍觉惊心。不挽狂澜，谁标正鹄？此医界春秋社之所由立也。"并希望医界能"勤修学业，自造康庄，实验睹而是非明，学术精而争端息"。

　　鉴于诸多读者主要通过《经方实验录》《医学衷中参西录》才能读到《医界春秋》的片鳞半爪、零金碎玉，《中医师承学堂》编委会特邀我作为一名临床医师，从"临床一线"的实用与借鉴角度，对 123 期《医界春秋》进行精选精编，陆续按专题进行出版。

整理版本：本书《医界春秋（医案）》采用的是 2011 年上海辞书出版社出版的《中国近代中医药期刊汇编》中《医界春秋》杂志为整理底本。整理所用的《医界春秋》杂志影印本是段逸山团队整理出版近代中医杂志的一部分，属于第 3 辑第 5 册到第 14 册，共 123 期。

整理方法：从《医界春秋》杂志中选出合适的医案，加以断句和润色，通过不同字体和注释将辨证论治的过程展示出来。整理后的医案方便中医研究人员和中医学子分析病情并学习前人的诊疗思路。

本书为《医界春秋》的医案精选，涉及内、外、妇、儿及针灸各科，为民国医家的诊疗实录。其中不乏动人心魄的救治经历和宝贵的治疗经验，足可启发读者。本书按照《医界春秋》的出版年份将医案加以整理。除了一些著名的民国医家的医案，还包含了不少地方医家的诊疗实录。他们将自己治疗疾病或经历过的治疗过程娓娓道来，给后学了解中医辨证论治提供了丰富的材料。

在整理过程中，遵循以下原则：

1. 为方便阅读，本次整理文中方药时，采取单独成段的方法。

2. 古今字、异体字、繁体字，如熄、沈、惟、熏、瘅等，以现行标准汉字为准，径改不出校。

3. 对于文中的"症""证"相混，以原文为准，不出校。

限于整理者的能力和水平，纰缪之处在所难免，还请各位同道批评指正。

整理者

2025 年 4 月 20 日

目　录

第 一 集

肺病虽愈，而向有之肝胃气又发

张少波

著名坤伶琴雪芳，去腊应天蟾舞台之聘，自京来沪。不料抵申数日，身即罹病：形寒怯冷，咳嗽、咯痰不爽，音声欠扬，喉间作痒。

此乃风寒包痰热于肺、气机窒塞、金实不鸣之见象。

初延蔡某专科诊治，未能应效。因改延丁君济万。丁君家学渊源，经验宏博，一见此症，投轻开肺邪而化痰热之品，连服三剂，遂被弋获：形寒解，咳嗽止，音声扬，咯痰爽，喉痒除，诸病霍然。

唯元气未复，不能登台演技而已。

越二日，肺病虽愈，而向有之肝胃气又发。

斯日也，丁君因事返孟，邀余往诊。症见：呻吟床褥，形容憔悴，泛恶吞酸，几无止时；胸中嘈杂，日觉闷胀，得噫则略舒；胁肋牵痛，少腹服满，冲气时升，艰于平卧。诊其左脉弦大、右濡滑；望其舌苔薄腻而黄。

余曰："此由木不调达、冲气上逆所致。盖肝为将军之官，刚脏也，性喜调达；忧思郁结，怫遂其志，则气滞不达，试观胸闷得噫略舒可知矣。

考冲脉部位起于气街，夹脐上行至胸中而散，足见少腹及胸脘，皆为冲脉所辖之区。今木气逆行于上，胃为中枢，适受其侮，所以为嘈杂，为闷胀，为泛恶吞酸等症。"

丹溪云："上升之气，自肝而出。"

遂以泄肝镇逆之法为治。

药用白芍、左金丸、金铃、延胡、葶苈、旋覆、代赭、新绛、郁金、竹茹、橘叶等。令其先吞左金丸一钱以止其吐，次服汤剂——盖防吐不受药而无益于病也。

翌日，泛吐吞酸已止，冲气渐平，可以平卧；胸中嘈杂、少腹胀满俱除，胁肋牵痛减而未已。

此肝木有调达之机，冲气有下平之势，种种见象，均属佳兆。

投剂既见效机，毋庸改弦易辙，仍守原法略行加减：方中去左金丸，加橘白络，再服两剂。

肝胃气诸恙悉瘳，而转为肝阳病矣。

现症：头眩眼花，两耳失聪，有时响鸣；子、丑颧面嫩红偏左，心悸跳跃，夜寐易醒。

此系荣阴不足，失于涵养肝木，厥阳升腾于上，乃虚热也。加之大吐昼夜，胃阴亦伤，津少上承，口干欲饮——即《伤寒论》所谓"津伤饮水以自救"者是也。

舌诊：苔微黄不泽，有如糙状。

津液之暗劫显然可见。乃改用益肝体、损肝用，生津液、润胃燥之品：白芍、稽豆、杭菊、沙苑、龙齿、牡蛎、茯神、川斛、钩钩、荷叶边等。

连服两剂，头眩眼花渐减，两耳略聪，心悸跳跃亦定；子丑颧红十去其七。

此虚阳有潜藏之征，津液有来复之象。

善后：再服调理数剂，且劝常服西湖白莲藕粉——藕粉功用既能平肝清心，又能生津开胃，于此恙之善后，颇为合宜。

温病治愈之后，陡然喜笑痉瘛

张少波

周妇怀孕四月，始患温病。治愈之后，陡然喜笑痉瘛，继而右手足抽搐，口眼歪斜，肌肉蠕动，牙关紧闭，但呻吟而不能言语。

延丁济万君诊治，断为邪入于心、肝风夹痰所致。

遂投息风涤痰、清神开窍之剂。如羚羊片、石决、桑叶、菊花、茯神、远志、连翘、川象贝、竺黄、胆星、菖蒲、竹茹、竹沥、牛黄清心丸等。

服一剂，翌日，痉厥抽搐渐定，神识略清，牙关紧闭亦开。但右手拘挛，未能屈伸，尚虽言语。

仍守原法，略行加减，于方中去牛黄清心丸，加钩钩、生地，连服两剂，诸恙若失。再用调理法，以善其后，得奏全功，亦可谓幸矣。

【波按】此证有闭脱之分，须加详审。

闭证（即西医所谓脑充血）必牙关紧闭，两手握固，非若脱证（即西医谓脑出血）者之牙关松懈，两手疾缓，以及遗尿、直视等见象也。

既辨为闭证矣，则当至宝丹、牛黄清心丸选用，以开窍为急务。

既辨为脱证矣，则当独参汤、参附汤酌用，以救脱为要。

当此命之存亡关头，设或辨证模糊，不识闭脱，以闭证误认为脱，而用参附以补之；以脱证误认为闭，而用至宝、牛黄清心等丸以开之，则死不旋踵。医者其无咎乎？

今该妇始患温病，津液暗耗于先。（温病最伤津液，故先哲有"温病以存津液为急务"之说也。）

血乃津液所化，津液既以温病而受劫，则化血之源自少。

且该妇本为血亏之体，又当妊娠四月，血液培养胎元之时。夫人身血液有限，以此三大挫折，则血之遗乏可知矣。

肝性刚而主筋，为风木之脏，全赖血液以荣养。

血液大亏，肝失涵养，生风生火，外风乘隙而入，引动内风，火灼津液为痰。先哲所谓"痰为火之标，火为痰之本"，以及"怪病多因痰而成"者是也。

邪入于心，心气实，则笑不休。

肝风夹痰，横趋络道，上阻廉泉，血不荣行筋脉，所以为痉厥抽搐、口眼歪斜、肌肉蠕动、不能言语、牙关紧闭等症也。

且拘挛与不用，俱偏于右，亦为着眼之处，以右属血虚、左属气虚。

古人之所以分左瘫右痪，盖本此也。

方中羚羊片、石决、桑叶、菊花、钩钩平肝息风；菖蒲、牛黄清心丸清神开窍；竹茹、竹沥、胆星、竺黄、远志、川象贝豁化其痰；生地专养其血。（治风先治血、血行风自灭之意）

血足，则肝自平；肝平，则风自息；痰化，则窍自开；窍开，则神自清。风息痰化，窍开神清，而诸病霍然矣。

考之中医妇科书之孕妇而患此症者，名曰子痫，是亦一说也。

临诊时，与西医同时诊察者

张汝伟

谔久未执笔作稿矣。因学问既无所进，所作稿亦无意味，徒灾梨枣，以为标榜，甚无谓也。近年来，信西医者日多。余临诊时，与西医同时诊察者甚多。

即如近月内，有李某者，患淋浊。经余用萆薢分清、通幽导赤等法，已淋止浊清矣。嗣因连日雀戏伤神，致水道不利，又觉微浊。

友人戄伊至西医诊治，西医使服白药十二粒，状如百龄机者，云专利水。不料服后，溲出不禁，一日夜至百数十次之多，力竭神疲，重来延余。

余为之健脾升阳、和胃清化，二剂而病若失。

倘仍服西药，生命危在顷刻间耳。

又有吴仲建之女儿，生甫八月，患寒热泄泻，肢冷渴饮。

经余用桂枝白虎法，汗透热达，泄亦稍稀矣。

因仲建畏寒热之甚也，乃请西医周某诊治，服退热剂。

服后热退身凉，岂知不一时，而寒热复作，甚至角弓反张、气喘鼻扇而痉厥矣。

因急足延余，余曰："此西医用冰罨法，遏热入营，所谓领邪入心之重症。稚质如斯，危险万分。"

乃用胆星、半夏、菖蒲、郁金、杏贝、栀子等，冲入紫雪丹二分。

服后痉厥稍止，热仍甚。

复用雪水炖温服之，热清汗出，痉厥痊愈。调理三日而愈。

夫病家延医，为因决疑，如此糊涂，安能愈病？

后用中法黄连泻心法加减，半月而竟全功。

第 二 集

临证医案

王一仁

辣斐德路羊尾桥，有一个中年男子，生了温病。

一起就不畏寒，单是发热、胸闷、心烦。

第三天更不好了，腹痛烦躁、转辗不安。

霎时间，发起狂来，手足乱动，搞棹掷碗，非同小可。

他的老婆发急了，听了邻居的话，请我去看。

我往常习惯，听见有急病请诊，更加欢喜，会暂弃门诊而出去的。

造门一看，那个病人真是狂得不得了，不许按脉。

我叫他家里的人，拿了一盆冷水，把他两只手浸下，他却非常愿意。然后从容按脉，十分弦滑，且带数象。

问他大便，有六七日未通。按他的脘腹，拒按疼痛。两目焮红，舌苔不肯看。

我就断定他是阳明实证，用栀豉、承气、白虎、银翘合起来，药下喉咙。

晚间请诊的时候，静得多了。

就此再用轻泻剂，以后用清温生津的法子。

按步就班，不到一个礼拜，完全好了。

夏月的阴霍乱证，用生熟附片、干姜、黄连等药治好的，更不在少数。

常常有盐水针、吗啡针所没法想的，还是可以治好。

这种通常的医案，我亦不要多说了。

县前街冯妇，秋天病寒热烦躁，西药没有吃过。

但是什么大豆卷、牛蒡、蝉衣、银花、连翘，用了无效，来请我看。

其脉微浮而缓，遍身骨楚，无汗，烦躁。我用香薷饮，合大青龙汤法，一剂而汗解人安。

再用前医的方法，五日而愈。

黄家阙路，有一家里老头儿，年纪六十多了。

素病痰喘咳嗽，兼有痔，患脱肛，脉沉细，气短少言，行倦则病亟。

我说他是脾、肺、肾俱亏，用补中益气汤合七味都气丸，三剂而效，十剂病去其大半。

北泥城桥瑞康里，有某姓小儿，年十六岁。

两足痿废年余，请我去看。不能起床，可是仍能饮食，而且吃饭要两碗。他的脉弦数，舌发黄，小溲浑赤。

用虎潜丸，重用知、柏，两剂而效。

原方进退二十剂，而能下床移步了。

有一个姓金的商人，患了肠疱。

西医叫他开刀，他怕起来，就请我看。

用了红花散瘀汤，外加补气消脓的药，潜移默化。

前后进退，吃了六剂汤药，就此平复。

王逸之夫人病结血症，为西医所误治，痛楚不堪。

医院说要解剖，取出子宫内部血块。

她来与我商量，我说不必。

她就移回寓所，请我看。

用大陷胸汤（内有大黄、芒硝、甘遂）加味，服了十余剂，泻了三十余次，方才痛定。

用参须、首乌、归芍等收功。

患淋病之来历及治疗之经验

李健颐

某二八时，体质柔弱，心志未坚，易为色欲所动。

且受一辈不如己之友，诱之青楼女馆，问花说月，绸缪永夜，废食忘餐。

然因其絮絮之情诉，俾我心猿意马，沉湎爱欲海，留恋温柔乡。

不知不觉传染花柳病，遂至浑身发生疥疮。

到此景况，吾犹不悔。意为湿热贻害，何致损生。乃欲心不死，故性复萌，仍然沉迷花街。

匪特疥未脱离，又增白浊，淋漓不止，臭秽难堪。甚至尿血，溺管刺痛。服利水解毒剂而减轻。流连三四载，莫能除根。

二十岁授室，欲火又炽。恋恋昕夕，病症加重，转成为淋。

口渴心烦，终夜不寐。腹痕如箕，尿道扭痛，小便滴不通，遂成癃闭之症。即有时小便稍通，大便亦随之迫出，日数十次，倍觉恹恹，精神倦怠，诸药罔效。

自分不在人世矣。无奈急请西医，用通淋管通之，小便颇能顺利。数日后又复如故。

某西医拟将剖治，余父母力阻不可。

余是夜细察，通淋管一通，而溺即涌出。其中必有败精闭塞，尿道阻滞。

《中国医学大辞典》云："葱管有通淋之用。"

余即试之，果获大效。

无如葱管短而软，不如通淋管之善能直达膀胱，引尿而外出也。

余夜间深思，搜寻天然物，有如通淋管者，其唯芹菜管耳。

遂取芹菜一条，去分叉之枝叶，用顺直之管，其末杪浸于盐汤片刻（取盐能软坚之意）。

又用猪胆汁蘸外端，使能滑润。

照西医之用通淋管法，插入尿道通之。

其尿即由芹管之空筒涌出，腹痛俨然若失。

即服牛膝一两、乳香二钱、萆薢五钱、车前子三钱以除败精。后用知柏八味丸加牛膝、车前子，调养月余。并戒酒色，守身独睡，已治愈。

盖因流连十载，尿道窄小。每溺之时，又须用力。所出之泄，仅如一线，尚未如前之通顺也。

心犹忧虑，唯望海内明哲，赐我方针，则感甚幸甚。

病疟，为势颇剧
吴篆丹

甲子之秋，余以受江浙事影响，于九月朔始至沪。

入医校即病疟，为势颇剧。

丁师断系新凉引动伏邪，夹痰湿太阳阳明为病。更加以途中饮食之不调、风霜之侵袭，人益难支。客中卧病，心急如焚。

初服余先生药未效，乃丐总主任丁师甘仁诊治。求一星期愈，以便上课。

丁师笑诺之。

为用川桂枝、仙半夏、酒炒芩、赤苓、桔梗、广皮、煨草果、细青皮、带壳砂仁、六神曲、炒麦芽、藿香梗、甘露消毒丹。

嘱服三剂后，可加软柴胡八分，以和枢机。

再服三剂，果一周而愈。

丁师之惠深矣！

第 三 集

孕妇暑热闷闭验案

顾小田

读本刊第二十六期张赞臣先生之《暑滞厥逆·冒雨暑温治验医案》，辨证处方，当机立断。他山攻错，借镜颇多。

一得自秘，韫椟而藏，此为阻碍学术进步之一大原因。

苟能经验公开，报章宣布，化除嫉妒自私之心，以谋群众幸福，则奇效方不致湮没。

任何科学万能，决难超驾乎其右也。本篇所记，乃从事实上的经验。附刊讨论，聊步张君之牺牲热忱。整个提倡，续貂之讥，奚暇计哉！

伏中疫疠着人，迅逾雷电，毙生命于须臾，猛同虎螫。

西塘夏氏妇，怀孕三月余，平素耕种菜圃为业。

时当盛暑，于餐后适赴田园，蹲踞芟刈。归后即觉头晕烦闷，腹中微疼，欲吐不能，欲泻未下。

意疑轻冒乡气也。循俗略事刮痧后，旋即往内休眠。

家人亦未遑介意，直俟日将入崦。

其夫由申遄返，抵房见妇挺身僵卧，呼吸奄奄。睹状骇急，即行唤叫不醒。家人闻警金视，亦骇莫状。

举告日间经过，始知传染痧疫也。乡人愚顽，素重挑痧，而忽医药。

当晚遂即连邀挑痧匠二人，实行次第依法针挑。

外另行叩求仙方（乡人崇尚迷信，无法可革。故市有陋医，勾串师娘、瞽卜之流，喻扬绍介）以疗洽。

何如病势恭危，慌忙终夜。待至次晨，并未少减。改图医治，踵门延往。

横陈似尸，目合口紧，睡息呼呼。按脉沉数，四肢逆冷，遗溺于床。余谓此乃暑热闷闭、深入厥阴、阻滞机窍也。

夫暑为阳邪，在天为热，在地为火，在人脏为心。

夏日骄阳，天之暑气燔灼，地之火湿蒸腾。人处气交之中，口鼻吸受秽浊、暴烈、酷虐之气，由上焦直袭心胞络脉，蒙蔽神明。机窍闭塞，致知觉失常，昏愦不语，类如尸然。

且妊娠三月，亦属心主脉养胎。

内外相合，标本并联，致使若是之盛险。

其手足不暖者，由里热过甚，而表反阳微也。仲景所谓"热深厥深"、实热虚寒、火极反兼水化之征。

斯时不用重大凉解宣泄、芳香逐秽之剂，立有内闭外脱之惧。

病者舅氏以问候在场，亦稍懂汤头。闻言即曰："先生所见甚是，但方今重身三月，用药能毋顾及损碍否？"

予曰："黄帝问于岐伯，妇人重身毒之何如？岐伯曰：有故无殒，衰其大半而止。急则治标。斯时若拘泥牵掣，势必难谋挽回。况药以治病，有病则病当服之，胡为鳃鳃过虑之甚？"

乃进紫雪丹一钱（分一次冲服）。煎方以土藿香三钱、鲜石菖蒲一钱、醒头草钱半、小川连钱半、大麦冬三钱、薄荷一钱、青陈皮三钱、佛手钱半、大腹皮三钱、荷包益元散四钱、童木通钱半，煮就灌饮。

至晚上八时，口紧得启，忽然大吐。俄而又加大泻，三四次后，渐渐神识苏朗。

至次日再诊，已神志清晰。身热如炭，口干燥渴，大饮不解，余烬犹炽，仍属热势燎原也。

易投竹叶石膏汤，参清瘟败毒法。一剂而恙减大半，遂于方中略事增删。

如此四五日而热退身凉，诸患消除，继以调理而愈。

王孟英谓："暑天闷证，热毒深伏于内，而不能发越于外也。渐伏渐深，入脏而死。

至于治法，宜刺曲池、委中，以泄营分之热毒。再灌以紫雪，清透伏邪，使其外达，可希挽回。"

然如此证，设拘孕妇，摒弃香窜，缓投宣利拨乱反正之品，吾知其未有不至变生瞬息也。

兹录寄呈，岂好炫长，藉博大雅指正已耳。

产后肿胀治验记

顾小田

胎前宜凉，产后宜温，夫尽人而知之矣。但或时竟获其反。

予曾治华德路黄姓妇人，于春二月中分娩。十四朝，陡起肿胀。始则头面突浮，医进普济消毒饮，未效。

既而蔓延腹部，下迫足胫，势益以危。

戚友中荐予为之诊治。

达病室，室内湫溢，窗牖紧闭，侧燃火炉，旦暮不辍。煤气燥烈，迎鼻而入。

病者倚被兀坐，若夫若姑环绕左右，忧形于色，咸如疾不可为之状。

举按脉象，浮洪且数，左关弦急，肤热炙手。面上壅肿，口渴频饮，喘咳气壅，舌红而燥。

主人询究病理之吉凶，并恳鼎力挽救。

予曰："此肿非属外感风温、内停湿热者比。原因产后血舍空虚，孤阳失潜，阳气独旺。又以房室太暖，空气少通，煤毒充斥，熏灼肺胃。肺失清肃，肝阳亢烈。

《经旨》所谓'诸胀腹大，皆属于热'。《原病式》言：'热胜于内，则气郁而为肿也。'又云：'阳热气甚，则腹胀也。'

夫新产血气暴虚，腠理疏豁，寒凉固属不宜，过温亦能致病。盖过温则热，热则阳气沸腾。

《经》云：'亢则害，承乃制。'此肿胀喘咳之所由来也。疗治之法，亟宜清热解毒，以折腾灼之威，方可有济于万一。"

遂令撤去火炉，以杜气焰熏蒸。方以羚羊片一钱五分，桑叶皮三钱，杭菊二钱，光杏三钱，象贝二钱，紫菀、丹皮各钱半，黑山栀三钱，大腹皮三钱，茯苓皮三钱，防己、怀牛膝各三钱，通草一钱。

一剂而锐势见减，乃于原方加冬瓜皮五钱，再剂面肿顿消。

又于原方减去桑、菊，加陈皮钱半、旋覆花二钱。

如此二剂，诸症咸安。乃宗丹溪法调理而愈。

唯此症先后羚羊片共需六钱之多。

设泥产后戒忌寒凉，及执"上肿发汗、下肿消利"之法，病不殆哉鲜矣！

张介宾云："产后气血俱去，诚多虚证。既有表邪，不得不解；既有火邪，不得不清。"旨哉斯言，洵不我欺。

治干血痨之神丹

李健颐

侄女桂宗，现年十九岁。已许于萧家，尚未于归。

家嫂素秉性愤怒，语多喋喋不休。宗受其呶呶詈骂，由是抑郁不乐。饮食日减，不知不觉，遂患干血痨之证。

自二月初旬起，病势加增。头晕体怠，胸胁痞胀，夜不成寐，口燥唇焦，月经不通，小腹急痛。

是时，余因岳母病笃，特往审视，致不在家。家兄延郑姓医诊治，投以逍遥散，不特无效，且胸腹愈痛。

又与平胃散加东波蔻、当归尾，反见口渴烦热，大便二三日不通。

改用护胃承气汤，服后即通二三次，腹痛稍松，烦渴亦平，举家欣慰。

无如隔二日，又复如故。又服原方，亦如前效，总不能除此病魔。

留连三月余，肢瘦如柴，坐卧艰难，痰涌气急，辗转床第，呻吟不安。

家兄专函追余回家。

又与郑医连治月余，皆无获效。

家嫂哀哀告余曰："病将半载，月经不来，莫是停瘀之病？"乃与通经药，犹然不效。

夜间静坐思索：如其用承气，而大便即能通利；不用，即不通利。月经数月不来，显然津液伤耗，血海枯竭，即如世俗所谓干血痨之证。

考干血痨之原因，由于肝郁不舒，相火沸腾，蒸灼血液，液干肠燥，任脉受伤，波及子宫里之天然血阻滞不行。血郁不行，肝气不舒，故胸腹满胀，食物不纳。

《经》云："绝食七日，胃气必败。"其饮食减少，液大伤，故大便不通。由此推之，此证明明血干所致。

然仍无特效良药，忧心惕惕。

嗣阅《上海卫生报》十四期，周良安君云：黑木耳有治妇人干血痨。所述黑木耳之功能，诚有至理。

虽然此物有养阴生血之功，独无通经行瘀、补胃润肠之力。不如再加三七之通经行瘀、黑稽豆之补胃润肠，尤为善焉。盖三七有通经行瘀而无耗液之害；黑稽豆为五谷中之豆，有补胃而无滋腻之弊，此方谅能对证。

试用黑木耳二两、黑稽豆一两、三七三钱（研末），滚水冲服，加冰糖一两，匀次温服。服后胸腹顿觉宽舒，诸恙俱减其半。连服三剂，霍然而愈。

观此病，留连数月，殆成沉疴。

服此方仅仅一星期，效如桴鼓，真莫明其妙。

以是特将三味药品，细心化验。

先用黑木耳蒸熬成胶，验之，乃知含有铁质最多。次用黑稽豆，研细末，以水淘净，其水面所浮之质，向太阳晒之，即多带胶质，如胃液相似；其滞在水底者，多含有脂肪质、蛋白质及铁质。故此二物，最有补血养胃之功。又以三七末，掺猪血中，血即化为水，可见三七通经破瘀之力最猛。三味合成一剂，功力更著，真治干血痨之神丹也。

望世之妇女，有患同证者，请试用之。如再见有何种奇功，不吝赐教，则可以证实此药之特效，以为公开研究之良品。

是则余区区之所厚望也。

暑滞厥逆治验

张赞臣

童姓女，年七岁，于本丙寅六月晦日，猝患脘腹绞痛如刺。四肢厥逆，神昏脉伏，头汗唇白，求治于余。

余询其母曰："前此曾食何物？"母云："昨午食以麦面。"

余曰："是矣。食阻中州，不得下降。阴阳之气，阻遏不通。阳欲升而不能，阴欲散而不得。故挥霍缭乱，窒塞于中也。治宜通其阳以导其滞。"

遂用淡吴萸一钱、炮姜炭八分、制川朴八分、仙半夏二钱、炒乌药钱半、广木香一钱、莱菔子三钱、枳实炭钱半、焦楂曲各三钱、苏梗钱半、藿香二钱、佩兰二钱、荷梗尺许。

煎服后，腹痛渐缓而止，神清而肢温。

至夜半，大便遂解硬粪。

明日复诊，仍用前法而小其剂，渐参以清暑和胃平淡之品而愈。

若此症先与清暑而不用温通法，则殆矣。

冒雨暑温治验

张赞臣

毛左，江北人也，年约四旬余，以苦力为生。

于六月二十六日冒雨，后即寒热头痛，身热无汗。

至二十九日来诊。

余察其脉象濡弦，舌苔糙腻，大便六日不解，小溲短赤。

余曰："此乃冒雨时，风邪遏袭太阳之表，湿暑郁于阳明之里也。凡染暑气，必夹湿邪。暑为阳邪，湿为阴邪。暑湿交阻，蒸化为热，而治理亦最难。若投凉剂以清之，则湿益盛而化为寒，必转便溏、痞满、冷汗等症；若用温剂以燥之，则暑益炽而化为火，必转唇焦、舌黑、口渴等症。今遵河间表里双解法，清暑化湿兼而用之。"

遂与天水散，加香薷、荆芥穗、薄荷叶、藿香、佩兰、青蒿、薏仁、茯苓、通草、蒌皮仁、生大黄、鲜荷叶等味。

越日来诊，则大便已通，汗出热退。

即于前方去香薷、大黄，加陈皮、枳壳，再服一剂而痊矣。

此症若侧重一边，则有偏清偏燥之弊，故记录治法，以与同道一商确焉。

西医之科学治疗如此

丁士镛

唐某，年三十余，体弱有烟癖。

去秋患红白痢，腹痛气滞，即延徐某（西医）诊治。

徐云："此肠炎也，速赴院治疗，稍延恐肠将穿溃矣。"

唐某闻言，心胆俱裂，遂投附近某医院（姑隐其名）求治。

经院中某医生诊察之后，断为肠炎重症，并云："欲吾治者，须遵吾言。一须不吸鸦片，二须不进米食，否则不治。"

病者以急求速愈，一一允之。

于是某即为之灌肠，日必三次。饮食除院中规定之牛肉汁、鸡蛋白、药片、药粉外，余则绝不能入口。

唐君以求治心切，故亦不觉其苦。

及后正气日衰，体渐不支，而红白下痢未减，腹痛气滞则更甚。

唐妻见病者日就险重，乃要求出院，雇人舁送回家，并托人邀予往诊。

见其形神瘦削，面色白，两目深陷，视物无神。诊脉迟缓细弱，舌苔满布浊腻，质色光绛。

诊察毕，予谓唐君曰："是病气阴两虚，浊热积阻，用药棘手，前途难以把握。第中医之诊痢疾，首重脾胃。所谓有胃则生，无胃则死。故痢疾之重者，莫如噤口。今足下住院七日，汤粒未进，见此情形，其庶几乎？苟照鄙见而论，一宜进饭滞稀粥，二宜吸上等大烟。"

予说并非与西医固为反对，此乃中西医治痢经验上不同之点。

唐曰："据西医云，谷食多渣滓，多食则肠中发酵愈甚。"

予曰："洵如君言，则君住院七日，上绝其来源者六七日，而一日复灌肠三次，如此有出无进，何君之痢疾仍不灭耶？观乎此，君毋疑吾言矣。且病之愈否，尽以胃纳作标准。"

唐求处方，遂书：鲜南沙参五钱，鲜石斛七钱，土炒天生术一钱半，土炒怀山药三钱，煨木香七分，制香附二钱，炙鸡金二钱，煨葛根一钱，茯苓三钱。

此方服二剂，痢虽稍减，仍觉腹痛气滞，唯舌苔大化，质色稍淡，纳渐增，脉亦较旺，精神亦渐振作。

照原方去南沙参、石斛，加炮姜五分，焦楂五钱。

服一剂而下宿粪一大堆，腹痛顿止，便后犹觉气滞，余积尚未尽下之证。

照方去葛根，再服一剂，又下宿滞二次，痢疾遂告痊可。唯肛门气滞，小溲不爽，此久痢气虚下陷。

方用：老台参五分，西洋参五分，炒党参三钱，大有芪三钱，炙升麻三分，土炒野於术一钱半，土炒怀山药三钱，制香附三钱，佩兰梗三钱，生熟谷芽四钱，炙鸡金二钱，**蔻砂仁五分**，云茯苓三钱。

连服二剂，气滞大减，而泄仍不爽，须仰医方可射出。诊其脉象，两尺细弱，足见肾阳衰微。

照方去升麻、香附，加煨益智仁一钱、破故纸一钱。

服二剂，果然气滞全去，溲爽有力。

自此再进补益健胃之品，不久即调理而愈。

【按】唐君之痢，苟再经数日不进米粒，虽不痢死，亦必饿毙。

第 四 集

受惊昏睡不醒

商 智

绩溪朱永森之女，年十八岁。

清明上墓，适有牧童牵牛而过，不意横街而来，惊骇莫名。

回家后，饮食起居如恒，并无特别征象。

过十余日，忽然昏睡不醒，不寒不热，不食不便，极力呼唤，冥然不觉。有时扰之使醒，则两手撮空，任意妄言，随即昏睡如故。

五六日后，延予诊治，告以前情。

按其脉，微弱。众议纷纭，以为失魂。

予曰："惊气入心也。心为血液循环之器，惊骇过度，心脏跳动失其常态。血液遂冲瓣膜而逆流，于是动脉、静脉亦因之而停滞。况心脏神经上通于脑，循环机停，脑神经斯失其知觉运动之用，所以昏睡不醒也。"

治之之法，先以行军散吹鼻取嚏，舒展其脑筋。再以猪心一枚剖开，掺入辰砂五分，以镇遏其逆流之血。然后以高丽参、当归四钱、红花二钱、没药二钱、辰砂一分、麝香一厘，以回复其循环作用。

未三剂，神气渐苏。唯心脏尚觉不灵，乃以王荆公妙香散与之，未终而痊矣。

孕妇转胞下病取上，效莫与匹

顾小田

方书以妊妇气血虚弱，胎气下堕压胞，胞系缭乱，致小便不通，胀闷欲死，名曰转胞。

丹溪治法，主以四物参补中益气，服后探吐，便胎气升举，而溺自得通。

下病取上，效莫与匹。

予于上月诊治奚姓妇，怀孕九月，患此已三日矣。

先就服西药及宣导疏利法，不效。由失利而服急，由服急而腹痛。欲产不下，欲溺不通，坐卧难纾。

家人疑惑，请余脉之。

为书归芎、白芍、芪术、炙草、枳壳、陈皮、升麻、冬葵等味与之，服法一如丹溪。

药后未历数时，而小便得以倾泄如注，腹痛均除。

复历周时，而又得安然稳产一雄子，子母咸安。

乃夫感拜方术之灵奇，并询请申述其理由。

乃告以：孕所赖者，唯气与血。故气血充旺，则无病侵；一有偏弊，变幻遂至。

转胞之所以不得溺，因气血虚弱，无力摄胎，胎气迫压膀胱。膀胱为州都之官，津液所藏，气化则能出。

方中意义，以归、芍、川芎以养血，芪、术、炙草以补气，枳、陈以调气，升麻以升举胎气之下陷，冬葵以疏水道之闭塞。

标本并筹，使其根蒂巩固，气化得利。

然后以导水之药为引，服后并辅以探吐者，即陈念祖言譬如滴水之器，闭其上窍而倒悬之，则点滴不能出，必先揭去其上窍，而后下得以自利。

正经旨所谓"上焦不行，下脘不通"之意也。

药味虽仅寥寥数味，而措施悉本古人遗范，故能得臻水到渠成之效。

于是足证古人立方之精确、阐理之奥秘。

记风燥致痉之治验

钱存济

民国戊辰年十月初，视张文翼之女燥痉证。

其孩年十岁，体质羸弱。五天前感冒风邪，发热、头痛、鼻干、自汗。误服回春丹及藿香正气散等药，致发痰鸣、口噤、角弓反张、四肢拘挛、目睛直视、便秘溲赤、皮肤焦枯、脉数无度、舌苔焦黄、唇裂等各症。

合病因、脉症参之，乃风燥致痉证也。

夫痉证原因不一，有因风寒而痉者，有因温热而痉者，亦有因燥火而痉者。

此时正值秋令，燥金司气，体弱之孩，阴气必虚。一感风邪，易于化燥，风阳邪也，燥亦阳邪也。阳邪从阳，又得少阳阳明之气，化燥火相搏，以致阳明所属之经腑津液皆被消灼，故有以上见症。

治法：急泻阳明之燥，而救其津液。谨拟调胃法，加涤痰品主之。方用：川锦纹二钱、玄明粉二钱、生甘草一钱、荆竹沥一酒杯（冲服），进二剂。

痉止痰开，大便下溏粪二次。

乃改用天花粉、瓜蒌实、生白芍、原寸冬、鲜石斛、鲜竹茹、生甘草、荆竹沥等清燥润痰之品。二剂，遂告全功。

产后误中牛肉毒之治验

钱存济

民国己巳夏陆月间，诊视陆妇产后误中牛肉毒之坏证。

原因：产后腹疼，不戒于口，误食自死牛肉半碗，其痛稍止，复进以白酒一碗，鸡蛋五个。

翌日，即神识昏瞀，目瞪口呆、谵语、面肿、气促、腹胀拒按，脉浮滑，舌苔黄厚。渴而索饮。

合病因、脉症参之，乃误中牛肉毒之坏证也。

夫炎热之天，自死牛肉，定有热毒。产后正虚，难于抵抗。复加以辛热之酒，助其毒焰，其势勃发，故有以上之见症。

谨拟以川锦纹三钱荡涤肠胃；生甘草二钱，以解热毒；枳实、川厚朴、鸡内金、大麦芽、生山楂各二钱，以攻积滞；桃仁三钱，以攻瘀血；归身、白芍各三钱，以固阴气。

进一剂，下黑溏粪五次，气平神清，肿消胀止。

唯大渴未解，舌苔变为光赤，脉转浮数，遍身怫起。

以病变情形论之：大渴者，乃津枯求救也；舌赤而光者，乃阴气被竭也；遍身怫起者，乃热毒外透也。

揆其原因，总由滞毒已去、余邪未清、阴气大亏所致。

拟以清解加养阴品主之，方用：鸡内金、当归身、生白芍各三钱，生甘草、潞党参、粉丹皮、鲜生地、条黄芩各二钱。

服二剂，渴止，食进，遂止勿药。

小儿之病，易虚易实

许勤勋

小儿之病，易虚易实，不可不知。

忆昔有族某小儿，偶于夏间患疟，轻症也。

当时用清透疏解可愈，医者不此之图，连投草果、青皮恶劣攻克等药，以致面浮腹膨、神疲嗜卧。

医不知其正气之虚，而犹以为邪气之实，呆执板方，愈治愈剧。

予目击症状，断为药误无疑。用参苓白术散加杏仁、枳壳、谷芽，诸症悉退，众皆奇之。

又邻近郑孩，初患疟疾，予为治愈。

一日出外游玩，闻爆竹声，骇甚。

归来之后，遂发热倦卧。迫热度骤高之时，忽而手指掣动，昏厥不省。

家人张皇，速予视之。

予曰："惊则气乱，扰动伏痰，上乘窍络，堵塞神明。此前证所由作焉。"

后逾二小时而苏。

乃病有变迁，医无定法。

数日之后，予以邻谊关系，偶于诊余之暇，前往慰问。

儿之面部，略带虚浮，按其腹，绷而急，弹之有声。此因病后邪热未撤、暴食伤脾之故。

故其母嘱予疏方，予用茯苓皮、桑白皮、地骨皮、广陈皮、地枯萝、麦芽、楂炭之属，缓缓调理而瘥。

方桥刘寿铭之子，年十六岁，上海某商店学生。

戊辰十月十九日，因巡捕跄入该店，暴受惊吓，郁郁不乐。

店主嘱伊旋里休养，又搭乘轮船，因房舱不敷，加之天时暴冷，衣衾单薄，感冒风邪。廿三日抵家后，延周巷吴某诊治。

吴谓冬温，症非轻藐，勉拟银翘散加萝卜汁，了无进退。

延至次晚，目赤烦躁，谵语遗尿。

举家皇皇，金谓发狂伤寒矣，乃促予诊之。

时目赤已退，唇上焦结，亦非实火。审其两拳紧握，恶寒蜷卧，有似少阴见证；但目瞪上露，胸中窒寒，懊憹之象，莫可言喻。其为少阳枢机不利，游行之火，夹痰涎上涌无疑也。

拟小柴胡汤合小陷胸加薤白。

复诊人事清爽，症情无妨，唯懊憹之象尚在。

即于前方除小陷胸合栀子豉汤、茯神、远志、莲心、姜汁、竹沥、胆星、郁金、绛通等。

服两帖而除。

三诊脉转浮软，较前之沉细或浮细，大不相侔矣，佳征也。而面颊泛红，嘈杂欲食，此系肝胆虚阳未靖所致。

投温胆汤加桑丹、黑栀、稆豆衣之属，又两帖而安。

素禀寒湿，患疟半载

许勤勋

疟疾一症，《内经》阐发于前，仲景继述于后，诸家论说，更博而且繁，富而且饶。

然其说愈繁，其治愈难。间有治效者，或因证有可据，脉有可凭；若证脉悉无凭据，而医之技穷矣。

予治郑君疟疾，虽无学理之可言，尚有研究之价值，试为详述如下：

郑君素禀寒湿，患疟半载，医屡用首乌、鳖甲之属，计服八帖。兼服各种截疟丸，致饮疾结聚，中阳式微。

一日予因事访遇郑君，而乞诊焉。

时虽严冬，气候尚觉融和，而郑君之恶风怯冷，已如老态龙钟。

检其所服，大为惊讶，因晓之曰："病虽久延，表邪尚在，何以此为？"

拟柴桂汤疏解表邪为君，草果、半夏、常山为臣，参须扶正敌邪，姜、枣调和营卫，嘱服一帖。

后据郑君报告，谓药后似战栗而非战栗，似昏糊而非昏糊。

家人骇然，置之不理，蜷卧终日，翌晨霍然。

隔年二月，郑君来予斋中，诊其脉，弦而结。

予知其疟将复作矣，乃调和营卫、温运中阳，服之平平，疟仍作止。

遂就治于吴某，谓湿热夹积，连诊二次，力益难支。

予视之，用六君加鹿角霜、柴桂、砂蔻、鳖甲、当归、寄生、煨姜之属。又改用川朴、党参、砂仁、佩兰、茯苓、当归、青蒿、半夏、丹皮、甲片、桃仁等。

胃纳较开，而疟未除。

又诣孙某诊之，谓有疟母，用鳖甲煎丸，画蛇添足，更属无谓。

予察前方稍效而不能杜绝根株者，毋乃药浅病深之故乎？

更进一作，湿伏三阴治之，用附子理中加桂枝、白芍、细辛、苡仁、泽泻一剂，亦罔效。

于是予术亦穷，而郑君复恳予治，不得已用於术一两、当归三钱、生姜少许，不图其效。

突获痊愈，诚幸事也。

然细思此方之所以效者，以疟久脾虚，於术能健脾也；当归能补血也。

况当归辛温，又于寒湿之体为宜，佐生姜祛痰浊而通神明，不治疟而疟自止。

然前方屡用苓、半而不效者何以？茯苓能利湿，而半夏只能化痰，而不能培元，又况为诸药牵掣，不能健脾。

然医之所以误治者，以其疟自夜发，有类三阴，其专效乎？

然殊不知此症见证，寒不甚寒，热不甚热，四肢倦怠，面色无华，色呵久者，阳气不舒也。恶风者，阳气之退却也。舌滑者，痰饮之内蓄也。腹痛者，阴寒之内盛也。阳陷阴中，阴阳相乘，营卫偏乖，故夜发也。

用药处乎精专，而不在多味。

今医认证既错，用药又驳而不纯，其不效也，不亦宜乎？

风邪食积，脾约不输之候

许勤勋

方桥某君，向有阿芙蓉癖。每当吞云吐雾之际，又惯啜浓茶。

平素面部时患经瘰，搔之甚痒，且秉性刚直，肝强可知。

或感昏倦嗜卧，默默不欲语言。

迨经过一二日之后，伏痰宿饮，如风起浪涌，倒翻而上，呕恶情状，甚为狼狈。

倘不知其习性者，见之莫不骇然。

戊辰春，某连日宴饮，过食厚味，宴罢归来，在途中微感风冷。

乃招予治之，予用表里双解之法。

第来势汹汹，表证虽罢，里热愈炽，其舌苔根部黄燥而厚，尺脉强而有力，但口不燥渴。

予知其非传经热邪，与阳明经腑无关，乃风邪食积、脾约不输之候。

合脉参证，肠中当有燥矢矣。

遂于止呕清热剂中加槟榔之攻积破坚、直达肠中为前导，连下燥矢获效。

又在九月上旬，某又因奔走劳倦，骤觉毛寒凛，惨惨不舒。

脉之右三部缓弱无力，苔虽灰黑，舌胖且大。听觉神识，均如平常。

予知其非湿浊上蒙清窍，而为内阻中焦所致。立方用茅术、茯苓、豆卷、半夏、枳实、苡仁、泽泻之属。

症减大半，后以轻剂和平，调理而康。

热痰阻于窍格，兼夹肝阳

许勤勋

王梦隐善治湿热，惜力抵湿补。一偏之见，不无语病。

唯案中热痰诸方，罗罗清疏，与众不同。

梦隐亦不愧当代名医也。

予治一黄姓老人，以耄之年，始因风热咳嗽，继则痰鸣气喘，不能平卧，人皆以为危矣。

予观老人阴阳根蒂尚固，无虚其喘脱告变，乃热痰阻于窍格，兼夹肝阳之象。

用桑菊、竹茹、兜铃、蛤壳、旋覆、冬瓜子、桔梗、杏仁、橘枳等仅服一剂，即连转矢气而瘥。

后梦隐之法而为加减也。

在沪埠经商，感暑热时症

许勤勋

便甥向在沪埠经商，感暑热时症。

回姚求诊于王某，王固卓卓有名者也。不料治得其反，误认虚损，南辕北辙，日趋顿困，于是乃商酌于予。

予亦偶觉不适，碍难应诊，讵信予心切，亦不改延，停药旬日，虽不见瘥，亦不增剧。

一日，复促予诊之。已薄暮矣，恐脉候不准，待翌晨诊焉，方用清暑涤热。

且晓之曰：汝病若因循前法，必致淹而不起矣。然医之目汝为虚损者，一则形羸面白，咳声连续，类肺痨也。手心如烙，热在子夜，类阴亏也。腰臀酸倦，时或溺血，类脱元也。虚象如绘，在当时若作暑热时症治之，汝且愕然。虽然，该医过矣。

阴虚之脉必细数（细为血少数为火旺），今汝脉滑大有力，非暑热摄动、脉度亢进而何。舌虽无苔，第不光释，且滑而润，即此一端，暑热之邪，知其尚未入营，而留连于气分之候也。遵服二剂，定可霍然，果验。

惊怖之余，复感时邪

许勤勋

方桥刘伯庄君，予之莫逆友也。

刘又与谢君相友善，谢之令阃。

患病月余，偃卧床榻，别无所苦，目为奇症，乃偕予诊之。

病之诱因，为惊怖之余，复感时邪，某医作阴虚夹湿治之。

虽见减瘥，而神倦言懒，杳不思谷，舌无苔而白润，身有热而轻微。头部汗淋，颈部而还，似夹表邪。无寒热情状，表散徒耗气液，咳声清高，痰白而稀，确类蓄饮。第真元亏虚，温化恐劫营阴。

脉左细小近散，右微似欲绝，尺脉全无，胃气顿困。

正合《内经》不治之候，措手綦杂之时继思友谊，固却为难，提毫踟蹰，煞费轮回。

除和中醒胃一途，别无对证疗法。聊处一方，借以塞责，奈病家复恳予治。予愧不能质扁鹊于往古，而洞见其症结也。

后延城中徐劲松君会诊（徐为同学九仞叔，其人曾在姚悬壶），商用湖广子、云茯神、醒头草、白豆、生苡仁、生谷芽、怀山药、车前子之属。

据云自服该方，大有转机之兆。

乃草木无灵，人工难挽造化，数日之后，奄奄一息，溘然长逝，可慨也夫。

热病发狂得冷水浴与恣食鲜桑椹愈

叶橘泉

邻里有丁姓者，少孤，年约三十余，向鬻长工于余家。

其人性粗鲁，嗜酒，体壮力大，一壮丁也。

上年因媒说合，入赘于邻村一农家。入门后颇勤实，得岳家欢。

今年夏历三月间，忽病壮热恶寒、头痛、烦闷、呕吐、躁扰连宵者数日。

贫，延医，不知作何病治，服药无效。

热高神经受炙，昏狂为痴癫，见人辄打骂，弃衣奔走，非数男子不能制（斯时颇类阳明实热）。

是晚，乘人之不备，即奔持切菜之刀，将其妻砍伤臂部，乘机狂越。出门后跌仆狂奔，不辨方向，夜宿草地上。其家因女伤，深恨狂婿，故置之不追。

病者宿草中，尽弃其衣，赤身如洗，尚恶热。复每至河边洗澡，口渴甚，恣食鲜桑椹（是时桑园鲜椹颇多）。

如是四五日，病渐愈，神渐清，遍身发现红紫之斑块，大者如钱，小者如豆，颇痒。每忆病时如梦，恍能记忆。

余前日曾遇病者于途中，询其颠末。

彼乃言其所以，并示以肤间之斑迹，尚隐隐可数耳。

彼又云："病中如梦境，第以气闷难过，大热口渴，见冷水颇快活。洗浴时与吃桑椹，最为凉爽适意，故有不自主之势耳。"

【橘泉按】此病似属伤寒系温病，神昏发狂，想系阳明实热。

发斑之原因，西医谓病原尚未明了。依中医学理推测，是血中热毒发泄于皮肤。

是病虽失医治，而洗浴于冷水中，当可减制其热度，何异西医冰淹。况洗澡又可助皮肤之排泄。恣食鲜桑椹，又可解热。

桑椹一物，考《汉药实验谈》曰：爽神经、解热，并有微利性。李时珍亦谓有利水气、消肿、轻泻之效，并能补肝肾、祛风湿、愈消渴、乌须，佳品也。

此病之愈，想是恰合的自然疗法，值得一为研究之。

然鄙人臆测之见，以为如是，未知理由正确否。

因记其事，刊诸报端，以供海内高明同志讨论，俾明白其病之原因及自疗之真相，亦解决医学上一问题也。

温邪夹湿，外达膜原

凌树人

（沈）男，二十六岁。

先夏至日为病温，温邪夹湿，外达膜原，阴阳分争，曾发间疟。

复因起居失慎，饮食不节，外又感邪，内又停食。引动余湿，直犯膻中，遂致狂躁烦闷、妄言妄笑。

虽红疹白㾦，相继发现，而邪未尽泄，内火召风，风升扰格。脑窍不灵，变生痉厥，甚则牙关紧闭，贲门窄小，汤饮难咽。得汗颇多，热炽于里。舌质红，苔薄白，脉左弦数，右关濡小。

病由少阳阳明传入手足厥阴，大沸风旋，最易闭脱。

勉拟芳香宣络，介类息风，风从火化，定风即能清火。制天虫、朱茯神、鲜菖蒲、至宝丹一粒、远志肉、蝎尾、桑叶、钩藤、石决明、犀角尖（磨冲）四分、鲜生地、翘芯、银花，用金器一具煎汤代水。

（二诊）湿温由胆胃内陷心肝，风木鸱张，灵机蒙昧。

见�蹬牙关紧团，手足强直，驯至汗多肢厥，汤饮难咽。

其现象至为危险，自投芳香宣窍，介类息风，风木旋平，虚灵不昧，已得吞咽复旧，言语如常。痉搐、牵强等症，亦已相继退舍。

但胸膺疹过多，头额亦经密布，时或躁烦。阳明津液被热灼所伤，舌质绛刺，苔白少津，脉象少数，两关较弦。正虚邪实，气血两燔。

拟用犀角地黄合人参白虎汤，气营两清法。犀角（磨冲四分）、鲜生地、丹皮、西洋参（一钱）、生石膏（六钱）、知母、甘中黄、抱茯神、石决明、银花、翘心、远志肉、桑叶、竹卷心。

（三诊）疟后继以疹，湿温伏气当已分道而驰。

然纠缠至半月之久，阳明津液焉得不伤？

况其间曾经痉闭，病已犯及心肝。夫心生血，肝主筋，血不荣筋，经隧有时疫楚。阳明脉燥，大便一候未通，致毒火无下达之机，阴液不能来复。

消渴虽减，舌质尚绛剥少津，热度已低，两腑数象渐退。右手和缓，左关沉按尚弦。厥阴风木未平，清窍犹蒙，故耳聋失聪，纳食式微，阳明生气未旺。

调治之法，宜甘寒存阴以通大腑，佐清毒火而平风木。

但仲景有食复、劳复、感复诸戒，故饮食起居，尤当加意。

西洋参（一钱）、霍石斛（一钱）、火麻仁、银花、桑叶、知母、瓜蒌仁、池菊、甘中黄、天花粉、鲜生地、茯神、焙丹皮、竹卷心、生谷芽。

湿火上阳络

凌树人

（李）男，三十九岁。湿火上阳络，先曾咯血，下灼阴络，复患尿血。肺病及肾，气陷不升，从此气坠溲频，大便后重。胃纳虽强，肌肉渐消。咳嗽虽减，痰或带血，苔色白腻，脉弦沉数。

水亏火炽，瘀热未清，治宜补北泻南，必以升举下陷之气，是谓俯仰同调法则。

大生地、龟板、生牡蛎、淡苦参、泽泻、丹皮、桃仁、茯苓、旱莲草、仙鹤草、怀牛膝（另服）、补中益气丸（三钱）。

（二诊）《内经》云："中气不足，溲便为之变。"

所以后重溲频，溺管痛，不能专责诸肾水之亏、湿火之旺。

前方于滋水泻火之中，添以补中益气之属。

投剂以来，小便频数，已得减去其半，即溺管之溲中之浊，亦较减于前。

然由咯血变成尿血，积瘀未必澄清，夹痰扰格。

左肋忽然抽痛，咳嗽较剧，痰出无多，大便未畅，频转矢气。按脉依然沉弦而数，两尺欠藏。

君火内动之证，苔尚腻白，必有温邪蕴伏其间。

由实转虚，虚中夹实，治之法仍宜双方并顾。

拟于前方之中，佐以导痰通格。调养得宜，庶可渐入佳境。

大生地、知母、黄柏、龟板、甘草梢、泽泻、怀牛膝、上西珀（三分冲）、丹皮、橘络、川贝、杏仁、茯苓，另用补中益气丸五钱药送下。

（三诊）咳血原为肺病，下消自属肾亏。母病及子，亦传变之常也。

然自去冬迄今，此长彼消，金伤水涸，阳无阴恋。五志内燔，熏灼阳明，消烁肌肉，以致形神瘦削，动辄烦恼。

驯至上热下寒，骨蒸自汗。脾胃乏消磨之力，纳诚便难；肺金无肃降之权，痰稠火逆。

饮邪乘泛，时或吐酸，脾土渐伤，曾经肢肿。舌苔渐薄，水谷之湿已转燥化火。脉来况细，两手关位较弦。土败木乘，传变又进一层。

调治之法，亟须养阳明生生之气，借以培土运脾，务使纳食加餐，再商善后。

北沙参、茯苓、扁豆衣、川斛、橘红、川郁金、川贝、香谷芽、砂仁、八月扎、玉蝴蝶、稽豆衣、水炙竹茹。

患头痛，在颅顶骨之左下方

沈仲圭

邻居张镜潭先生，革命先进也。

近年息影圣湖，栽花饮酒，意颇自得。

不幸诘嗣平欧兄病肋膜炎不起，悲痛之余，悒悒寡欢。

盖平欧年仅卅二，历充政界要职，一家负担，端赖贤子也。

本年六月下旬，张君忽患头痛，在颅顶骨之左下方，约如拳大，疼若针刺，彻夜呻吟。

翌晨招余诊之，余痛犹未已也。

当询其除头痛外，有无其他副症，则云："一切如常。"

余寻思痛虽奇特，而致痛之源，实由中怀抑郁不舒、肝阳化风上窜之故。

为书桑叶、池菊、石决明（生打）、川芎、蔓荆子、制胆星、炒僵蚕、明天麻等八味，一以祛顶颠之风，一以清肝经之火。

私念双轮并进，或有小效。不意药甫终剂，痛竟如失。

余记此案，非敢炫一己之长也。盖有二种感想，如骨梗喉，非吐不快。

今日社会人士，恒嫌中药性平，奏效迟拨。故一遇痛症，辄注射麻醉神经之药液，以冀痛苦立止。不知中药虽属原料，但对症用之，恒有立竿见影之奇绩。观于张君之疾，可为明证。

又时下医工，选药制剂，都喜随意凑集。经验成方，未尝一试。此余所大惑不解也。夫执方临病，固属不可。若药症相对，正宜采用，以确定其疗效。

仲圭临症以来，无论经方、时方、单方、验案，苟与病情吻合，无不尽量取法。即如张君之方，亦抄自《验方别录》而略为增损耳。

【按语】此案以疏肝清热、祛风止痛立法，契合"肝阳化风"之病机，佐证中医辨证论治之精妙。方中桑叶、菊花清肝明目，石决明平肝潜阳，川芎、蔓荆子祛风止痛，胆星、僵蚕化痰息风，天麻定眩止痉，配伍严谨，效如桴鼓。

精薄便秘并发，阐补精必先补气案

宋爱人

与浙江地方法院院长孔仲恕先生论精薄便秘并发、阐补精必先补气案。

《内经》谓两神相搏，合而成形，常先身生，是谓精。

又曰：精者，生之本。故精禀先天以俱来，又藉后天水谷以滋养。

然精何以薄，此得之先天者半而后天之不调也亦半。

尊躯曾患痈疡，一在腰间，腰为肾府，此肾虚而营气热腐也。

一在背脊，背脊为擎天柱石，督脉之所过，精液之隧道。

上系于脑，而下归精窍。督主一身之阳，此阳气不宣，壅而为痈也。

然痈溃化膜，此毒之所泄，实精血所化，出一分脓血，即耗一分精气。此尊躯之所以精薄气弱，厥故，由此也。

其所以便结者，此与燥结胃肠，粪便难解者殊异。

盖大便虽为糟粕之输泄，实赖精气以推运，《内经》谓肾为胃关，又谓肾司二便，此理解者殊鲜。

若以健运而言，则在脾在胃，而不在肾。然所夹者，肾中之气，为之蒸腐而鼓舞耳。

故尊恙之大便结，不独不能稍进攻伐，即健脾和胃亦无济于事，非温煦精气不可也。

舌白者，舌为心之苗。然腑精华，莫不上朝于舌，白为色泽不华之谓，色泽奚白内而不华？曰：无他，一言以尽之，精气之不上承耳。

《内经》谓"精气夺则虚"，尊躯之精薄虚也。即舌白便结，亦虚也。虚则补之，与治法大要。

夫人而不知，然亦有补阳以气、补阴以味之辨。此而不分，则虚者未必可补，而徒为叶石所伤。

唯尊躯精之薄，实由于气之虚。故补精当先补气，此是一定成法。使气能化精，则精断不致薄，且诸恙亦可蠲除，二天调而福寿绵长矣。

拟方如后，即请高明主政。（己巳玖月初六日）

台人参、潞党参、炙西芪、云茯苓、炙甘草、大熟地、怀山药、野於术、白扁豆、白芡实、建莲子、山萸肉、金毛狗脊、丝瓜络、鹿角胶、桑椹膏、炙甘枸、龟板胶、巴戟天、破故纸、胡桃肉、肉苁蓉、真锁阳、菟丝子、远志肉、春砂仁、绵杜仲、黄唇鱼胶、漳蒺藜、华冰屑。

哮喘并述鸡胸龟背之理及发阐虚火宜补郁火宜宣案

宋爱人

《内经》谓犯贼风虚邪者，阳受之。阳受之，则入六腑。入六腑，则身热汗出，上为喘呼，此即后世所谓哮喘也。

然哮之与喘，似同而实异。喘为气之不续，哮为痰声粗厉。是喘为气虚，哮为痰实也。

唯久哮则亦有拨动肾气者，故有哮而兼喘者，此哮之不易治者也。方书以久哮而见鸡胸、龟背者，治之难效。

盖胸为肺之外廓，背主身后之阳，唯阳气者，出于胸中而转行于背。此气非他，即肺之纾化也。

夫肺痿胸陷而背不凸者，肺叶之枯萎也。故肺痿而至胸陷者难适，哮吼之胸高背凸者气散于外，肺损叶举也，故治之亦非易事。

今考尊恙，哮喘多年，最虑伤及肾气。前贤又谓"肺为贮痰之器、脾为生痰之源"，故凡治久嗽哮喘者，治肺不愈，当兼治脾。

然治肺徒知清金，治脾徒知涤痰，此谨为治标之计。故有始效而后不效者，厥故由此。

然则如何而可，曰清金不愈，当知补肺，涤痰不愈，当知补脾。然亦有温肾约气而愈者。所谓活法在人，莫可端倪者也。

尊恙哮喘多年，饮食不生精液，而为痰浊。奉生者少，致病魔奄缠，殊非幸事。然犹幸药石有缘。病魔节节退舍，唯今有预为之告者。

哮喘之久，肺中必有郁伏之火，此火虽为元气之贼。制痰之源，哮喘之因，然此火宜宣不宜遏，遏则气上逆而吼喘益剧。故有逢暑而剧者，此火用事也。有逢寒而剧者，此火为外寒所束也。

唯其肺虚，则易感外寒。唯其火为寒郁，则哮喘时发，此慎适寒暖，预为之告焉。而少进油腻，淡薄滋味，尤为澄源清流之要图。如不以此言为河汉，则药石调理之余，庶可大见奇效，可预卜焉。

备方如后，以便配合园剂。

保金丸二两、姜半夏（一两五钱）、焦白术（三两）、炙甘草（五钱）、真川贝（三两），白杏仁（四两）、白茯苓（四两）、生熟米仁（四两）、莱菔子（一两），以上十味各研细末候用。

杜苏子（三两）、葶苈子六钱、牛蒡子（一两）、川桂枝（三钱）、薤白头（三钱）、桔梗（六钱）、五味子六钱、淡干姜（四钱）、嫩前胡（一两五钱）、嫩白前（八钱）、嫩桑叶（一两五钱）、广郁金（八钱）、款冬花（三两）、旋覆花（三两）、代赭石（四两）、黛蛤壳（四两）。以上拾捌味，共煎汤，收如膏，去渣，同前末药，及加入鲜竹沥七两、生姜汁四钱，搅匀。

搓作极小丸子，密贮罐内无令气泄。每日早起临卧，白开水各送下二三钱。

（己巳九月初七日诊）

早婚性欲过度，咯血时作

张腾蛟

游友远君（男性），浙江平阳蒲门中山学校校董也。

年廿二，以早婚性欲过度，咯血时作。

其性好动，喜拍球，所以动辄发生。

民国十六年，鄙人滥竽该校教务主任，时游君拍球之后，乘风纳凉，感冒风寒，头痛恶寒，咯血颇多。

先就诊于女西医士，投以单宁酸（即树皮酸）等止涩之药，连服十余次，毫不见效。

且病势加重，呕血愈多。

至第三日，急邀余诊。

其脉虚浮，按之不实，舌苔微白，中部夹黄。

头痛、恶寒、壮热、饮食不进，咯出之血，鲜红中微有紫黑。

余诊毕，谓其家人曰："证系外感，牵动阴血，宜轻解化血，何可妄投止涩之药，殊属谬见。纵使一时血止，而风邪不解，势必传经入里，而积血不化，安保不酿成肺炎等病。"

遂投以香苏饮加减成方：荆芥钱半、秦艽二钱、陈皮钱半、防风一钱、制香附钱半、甘草八分、瓜蒌谷二钱、苏叶八分、生地三钱、广三七一钱（研末调服）。

复诊：服前方，诸症悉退，唯咯血仍旧，按脉微弱，怔忡盗汗。

正西潞一钱、天生白术二钱、茯苓二钱、生地三钱、防风一钱、枣仁四钱、广三七一钱（调服）。两剂。

三诊：服前方二剂，诸症均瘥，咯血减少，血色纯红不紫，脉微细。

进以加味归脾汤：老太极参三钱、正於术三钱、炙大有一钱、远志八分、木香四分、生甘草八分、净枣仁二钱、箱归中二钱、龙眼肉四枚、茯神二钱、童便半杯、三七末二钱。

四诊：服前药，觉精神大增，咯血大减，饮食亦多进，按脉渐趋和平。

原方加重，再进三剂。

五诊：脉象稍弱，余均愈。

西洋参三钱、天生术三钱、云茯苓三钱、炙甘草五分、陈皮二钱、广三七二钱（研）、童便一杯，三服痊愈。

感冒咳血

张腾蛟

游天民（男性），福建古田人，建宁济世医院护士也。

年二十八，来沙开间西药房，业已数载。

素有血证，身体羸弱。

本年二月中旬，因感冒咳血，遂用西药安知必林等散剂。

服后表证虽解，而嗽血愈甚。

连服西药，病势愈重。

后以西药不效，迎愚诊视。

察其舌苔白厚，呼吸困难，盗汗自汗兼见，气息奄奄，身难转侧。

按其脉，洪大有力。

查其前药，渠云："系用止涩之剂，日服八次。"

余曰："误矣。贵恙系肺部损伤，因感受风邪，咳嗽剧作，牵动肺血。兼之贵体素弱，肺失统摄之力，所以见血。出血愈多，则肺经愈损。阴不济阳，所以盗汗自汗，呼吸困难。但表证已解，理宜润肺化血，辅以消痰止汗，冀渐挽回。何可一味止血？至于气虚脉实，病势渐呈危候。所幸饮食稍进，脾胃未败，尚有一线生机。"

仿张锡纯法，投以补络补管汤加味成方：

生赭石六钱、生龙骨四钱、生牡蛎四钱、净萸肉六钱、叭杏仁三钱、川三七二钱（研末调服）、净杏仁四钱。

二诊：询服前方，呼吸颇顺利，血减少，他症如故。

余曰："病重药轻，未易奏效。"

生赭石七钱、生龙骨六钱、生牡蛎六钱、净萸肉六钱、叭杏仁四钱、净枣仁六钱、川三七三钱（研末分两次调服）。

三诊：服前药，咳减血少，脉息稍缓，唯汗仍多。

余曰："有生机矣。仍须收敛肺阴，辅以消痰化血。"

生龙骨八钱、生牡蛎八钱、生赭石六钱、净萸肉六钱、浮小麦六钱、京川贝三钱（研）、净枣仁一两、川三七三钱（研调）。

四诊：前方服过夜，精神愉，咳血大减，汗亦渐少，周身转侧自如。舌苔微退，饮食多进，唯气稍弱，大便未去。

老太极参四钱、正於术四钱、当归中二钱五分、新会皮二钱、茯神三钱、蜜远志八分、净杏仁一两、广木香七分、炙草一钱、龙眼肉五枚、叽杏仁四钱、川三七三钱（研）。

五诊：服前方两剂，诸症悉退，但咳出之血，色微黄。

家人惧。余曰："症平血化，好现象也。勿虑。"原方加赭石六钱，再进二剂。

六诊：脉息渐趋和缓，精神复元。汗虽少而未尽除。

净枣仁一两、浮小麦八钱、川贝母三钱、叽杏仁三钱、真阿胶二钱、生赭石四钱、川三七一钱（研调）、老太极参三钱、炙草一钱。

七诊：汗止，嗽稀，血去，坐卧自如，脉近和平。

病机挽回，洵属可喜。调和阴阳，双疗气血，为今后主治方针。

太极参四钱、天生术四钱、云茯苓三钱、炙草一钱、九蒸地三钱、杭贡芍二钱、炒当归二钱、炙大有一钱、远志八分、陈皮一钱、五味子一钱、仙鹤草二钱、冬虫夏草二钱（研末）。

八诊：前方服二剂，眠食安适，有时尚有一二嗽声。昨晚更换内衣，觉有冒风，入夜嗽疾微有带血，余无恙。

荆芥穗一钱、生龙骨三钱、净萸肉三钱、川三七一钱（研）、阿胶二钱、粉草七分、生芪五分、防风六分、东洋参一钱。

九诊：上药服后平愈。

其家人曰："可以勿药用滋补食品可否。"

余曰："此病得愈，诚属幸事。但精神虽觉和快，气血究未复原。理宜再服收功药一星期，然后进以滋养品，守身静养非年余不可。即至小之工作，亦当两月后方可开始，此乃万全之计。若病初愈，即不服药收功，照常工作，一经再发，难保无性命之虞。"

其家人以病愈不再服药，余即退。

盖彼自己系西医，对于病后之静养谅能明了也。

神迷嗜卧，呕吐白沫

丁士镛

敝友周君，少年多才，体弱形瘦，宿有胃病。

前年秋，忽患呕吐、腹痛、痰血之症。时周君服务县党部秘书，并与工商日报主编，终日碌碌，操心劳思。夜则复恣情赌色，身体日见瘦削。

及病，邀予诊。

见其神迷嗜卧，呕吐白沫，痰中时或夹血，色如妃红。询其腹痛情形，据云当脐宛如刀割，痛时汗出如雨，四肢厥冷，汤粒不进者已二日矣。按其腹，软而隆；察其苔，白而腻；诊其脉，缓而濡，两尺则更形微弱无神。

予以脉症合参，其必非积痛，此乃下元虚耗、寒客肠胃之候也。

方从温中滋肾着想，用：

淡吴萸三分、炮黑姜三分、制附片三分、煨木香一钱、元武板五钱、制香附三钱、法半夏三钱、陈橘皮一钱、炒竹茹一钱。

书方毕，时有周友某君在旁，起向予曰："先生立方，法固善美。但痰中夹血，温药是否适宜？如此浊重，滋药得毋碍乎？"

予曰："无妨也，请述其理。盖是症起因，属于下虚客寒。肾亏则虚火上越，迫血所出，非肺胃受热之吐血可比。方用附片，乃导火归原，即所以止血。肾虚则水泛为痰，方用龟板，乃填滋肾阴，即所以截其化浊之源。至于炮姜、木香、香附、半夏之类，乃温行其已客之寒、和化其已生之浊。"

周君之病，譬如阴霾四合，阳光匿彩。苟不以离照当空，安有云发雨休之望？

所谓无阳则阴无化也。某君闻予言，首肯者再。

果然一剂而痛减血止，精神清爽；再剂而诸恙均去，胃纳大增，起居如常矣。

去秋患疟

丁士镛

舍亲邹君，去秋患疟，始而日作，继则间日。

寒时唇甲均现紫黑色，战栗须经二小时，头痛如劈，得饮则呕；热时烦躁胸痞，如痴如狂。

诊其脉象濡数，察其舌苔向扪，口渴不欲饮，汗出臭腻。

予投以苏叶、香薷、川朴、半夏等一类温散之品，绝不见效。

迁延数日，反见加重。及后空腹如饮米汤，则寒热顿作。自是视米饮如蛇蝎，计汤粒不进者十一日。

其家人惶恐万状。

予细叩其痛因。据云病者于端阳节后，每日必洗河浴两次，每次至少须一时许。是以寒邪日束，入时难达。

予既得其病之真因，万不可再以时令关系而不用辛温之剂。遂投以：

麻黄五分，桂枝五分，荆芥一钱，防风一钱，黑山栀三钱，连翘壳三钱，焦苡米三钱，法半夏三钱，藿梗三钱，滑石五钱，猪苓、茯苓各三钱。

另用行军散一分，于壮热烦躁时开水调服。

此方服后，遍体臭污淋漓，衣衫为湿浊数袭，寒热亦于以全止。

后经予稍事调理，即恢复原状。

由此以观，病无定体，药无常方，岂可谓盛暑无伤寒、严寒无热病乎？

总之，随症用药，贵乎活变，切不可因时令关系而有所顾忌也。

患腹痛滞下，日四五次

刘民叔

邹君学满，蜀之忠县人。今春由平津南下，寓金神父路之新里。

六月患腹痛滞下，日四五次，眠食如常。初病原不甚剧也。

旅行客次，诸多不便，乃入住海格路某西医院。

两周后，形销骨立，壮热神昏，呃闷自汗。

延余往诊，决其毙期之早晏，非求图治也。

乃诊其脉，数溢兼止，虽似雀啄，而沉取不牢。

足正胃气尚未竭绝，服药犹堪运输，嘱其搬出该院。

处以大剂人参白虎汤，调服紫雪丹。治及四日，计服紫雪一两五钱，石膏则每剂二两。

始得热退神清，呃平渴解。旬余赤白乃净，眠食乃安，续以甘凉濡润善后而瘳。

夫人参白虎清热益气，两治肺胃者也。大肠与肺为表里，与胃为直接。肺肃则肠清，胃澄则肠洁。

兼以紫雪之穿经走络，以泄深陷之热，故效可必耳。

但痢疾初起，发热无汗者禁用。

七月病血痢，初起即剧

刘民叔

浙宁江庆余君，操劳萦思，形疲少眠，固阴虚人也。

七月病血痢，初起即剧，里急后重，胀痛拒按，登厕无少间之停。

乞治于余，诊其脉弦细以强，察其舌紫绛以燥。

盖经营商业，冒日步行，暑邪深踞，毒火亢炽。正所谓气结津枯，正虚邪盛，无英雄用武之地。治而效迟，易招物谤，遂婉词谢之。

江君再三恳治，不得已乃用洋参、山药、苁蓉、海蜇以益气滋液，延胡、金铃、鳖甲、鼠矢以疏肝和脾，银花、绿豆、黄连、黄芩以清火解毒，更以鸡内金、三七、旱莲草、苦参子之强有力者，以为调气行血之锐具。

连服旬余，始得渐安。

后处以滋养膏方调理，久服乃健。

重性赤痢，日及百次

刘民叔

刘克麟先生，蜀渝之知名士，寓沪有年。

性静形羸，恒病知医，每病则自服清凉取效，数年来常若是也。

孟秋中旬，溽暑张炽，病重性赤痢，日及百次，气微神颓。

招余代拟治法，切脉寸口浮濡如绵，人迎亦不鼓指。

澼出虽赤，而紫黯不泽；苔厚若蒙绒，乍静乍躁，肢强不柔。

此元阳式微、循环欠清灵之运，气血离决，危不旋踵。

不可指里急后重为热候，而轻用芩、连以偾事。盖气血运行互为附隶者也，气微则血涣，更因后重以下奔，有若暑痢，实则脱营耳。

脱者宜固，君其敢服参附汤乎？

刘君首肯，乃以参附、肉桂、归芪、苓术、龙牡、芍药、桑枝等，出入为方。

一剂知，数剂效，渐以向愈。

后服鹿茸大补，餐履皆健而康。

喻氏逆流挽舟法之变化

刘民叔

鲁人魏值成君，操牙刷业，冒暑饮冰，毫无忌惮。

一日赴友宴，友为代乞诊治。

按脉浮沉皆弦，头痛腹痛，寒热往来，里急后重，赤白滞下。

曾服芍药汤两剂未效。

余谓此病情形，正合喻氏逆流挽舟之法。

但彼为表邪内陷，故须人参以助升提；此为表里同困，必加疏利，以开结滞。论治处方，又有毫厘之差焉。仲师原有四逆散加薤白法，正宜取用。

拟柴胡一两五钱、枳实一两、芍药一两、甘草六钱，研为细末。

另以薤白一两煎汤去滓，煮散三钱顿服。

日二服，夜一服。

宴罢归来，后未复诊，固不识其服后如何耳。

月余，值友于途，语及魏君服药，竟未尽剂而瘥。

因受经济压迫，致未复诊也。

疗疮治疗

刘民叔

疗疮一症，中西医治法不同。而其不同之点，又在施行手术迟早之别。

西医治此症，每在初起之时，即用刀割。不但中医认为不当，即稍具医学常识者，亦认为不妥。此非我一人私言，盖亦社会人士所公认也。

中医则不然，初起之时，内消为贵，既而化脓，必待其脓透，顶高根束，始能开刀。

此治法迟早之不同，即中西医疗治疗毒优劣之判别。

前为浦地崇德钱庄高昆甫之次子治一红丝疗，与西医道安邦君同诊。

其疗生于右手大拇指，初不甚痛，继而痛不可忍。

其父母为之搓揉多时，红丝竟由手腕而上达于腋下，红色鲜艳，红丝散大。

家人要求道君打针。道认为无打针之必要，并云此症形状宽阔，不类红丝，尚无妨碍。若红丝游行无定则殆矣。

余曰："此症初起，即是红丝，搓揉之后，毒势散漫，现此状态。在红丝尽处，用针点破，再在中途截，庶可杜其游行。"

道认余言为近理，促余即施手术。

余乃如法施治，出血少许。并为疏方清热败毒，如菊花、忍冬、象贝、蒌根、山栀、丹皮、半枝莲、橘皮、赤芍、小生地、菊叶捣汁等药。

服后痛势旋定，翌日痊愈。

再唇疗一症，来势殊猛，而变症尤速。其特效敷药，康健幸福两报，已发明无遗。

唯不佞对于此症，有一方法，不敢谓为特效。初起即消，化脓即溃，稍有把握。

其药即用铅粉、黑胭脂，各等分研极细末。麻油调匀，敷其肿处，止痛消肿，如操左券。

阅者不可以其贱而忽之，此余郑重声明者也。

外科用药，每每自矜秘方，此实无稽之谈。秘方者何？皆前人之成法也。

以前人苦心研究的方法，得一即自信，实为昌明国医学之大。

不过行医年久，其研究稍深，而治法亦稳当。若公开其治疗方法与药味，无一非袭取古人，真令人哑然失笑。

外科敷药搽药，以及吹药漱药，非研至极细，不能见功。药店与医生，知此理者，颇不乏人。然至配合之际，每每惮于细，不能如法以行。

即以药店现成药品而论，除眼药研至极细外。其余如珍珠散、冲和膏、铁箍散、金黄散、白附子散等，何一非粗糙异常？

糟粕具在，精华未出，药品即失其效能，安足与西药对峙？世人鉴于中医药之不振，每谓舍改进不足以图存。非研究以昌明，改进研究云云，非空言所能办，亦非一蹴所能几。

要在集合医药同志，打破秘密。药业务求道地，更要配合精良，庶几药到病除。若生得一秘方，不肯示人；药店贪眼前之利益，不识改进为何物，皆医药界之罪人也。

不言其何以改进，言则有怫于人情。此余不欲言，而又不能已于言也。

淮阴蜀之王营镇，有张仲芳者，年四十余。于本年三月间，患发背。初起根盘犹小，继而四边散大。十四日化腐，即请西医三人诊治。

施行刀割两次，血流碗许，哀号床席，痛苦万状，范围扩大如盆。至月余，始改延中医二人诊治，又未愈。即由陆慕韩先生介绍余治。

其时腐未尽脱，疮头流血，根脚日大，脓色清稀。

加之胃气薄弱，谷食不进，正气既难以托毒，阳明有告绝之虞，六脉空虚，自汗频频。

当此时机，稍纵即逝，轻药不利于病，重方处体难承。思再四，用药殊为困难。

嗣思扶助正气，托毒外出，渗利湿邪，醒胃和中。能得饮食稍进，即可转危为安。

此亦一留人治病法也。

至于羌、独、柴、前在所禁忌，硝、黄急下，更属难尝。此症初起时即失治，其后虽治又未效。正气既然衰弱，刀割尤属不宜，辗转蹉跎，以至于此。

病家坚请方，乃用黄芪、当归、川芎、白芷、山甲、皂刺、甘草、苓皮、陈皮、土贝母、天花粉、生姜、红花，连服二剂，略进稀粥。

再为加减，服三剂，腐肉始脱，新肉渐生。

药初用铁桶膏，腐烂处用八将丹，流脓处用陈黄升丹所合之提脓药粉。用未两月，病即霍然。

唯八将丹中之黄丹，必依古法炮制，否则痛苦异常。

铁桶膏，虽与铁箍散相仿佛，然铁桶膏因有麝香，故其收束之力甚大，实非铁箍散所能望其项背。

铁箍散施于小恙，奏效如神，若施于如此大症，即不中兴矣。

质之明达，以为何如。

恶寒，寒势彻骨

刘民叔

章鉴虞先生，吾淮之慈善家也。其人和霭可亲，尤乐善不倦。淮属贫乏，受其惠者，指不胜屈。

前为述其先人在日，于夏天患一奇病。延医诊治，多瞠目无以对，殆皆不识此病之由来，故难以处方也。

其病并无他异，唯觉恶寒，寒势彻骨，虽近烈火不稍杀。

三日后，病情增剧，欲着皮裘，并在烈日下取暖，而心中始觉愉快。不然，即有无地容身之慨。

百计千方，毫无效验。家人疑团莫释，且不知所患何病。举室彷徨，不知所措，乃延李厚坤先生治。

切脉察舌毕，沉思良久，不能措一辞。

既而曰："吾有一法，但恐乃翁不敢尝耳。"章君孝思不匮，坚请方。乃对曰："无方可议，试饮西瓜水，其病可立退。"

章君初不之信，嗣以李君医学、文学名贯江淮，不敢违其言。

乃试服一小杯。病者以为快，又进一杯，病者欲去所穿之皮衣。

再进一杯，则手足漐然汗出而恶寒寻退。后以正气散两服痊愈。

询之李君，此病由何而得？何以来势颇险，而退病尤速？他医何以不能施治？

李君笑曰："此暑病也。其阳气不能卫外以为固，暑邪在内，乃实施其淫威。舌干喜饮，为此病之特殊表现。医者不明其理，临证且不深求，见一奇病，即告技穷而退，不屑研究，安足称司命哉！"

戊辰夏间，腿部患赤游丹毒

沙亦恕

阅本刊第三五期，丁士镛同志所作之《唐某痢疾治验》，详述西医治疗之经过，不禁重有感焉。

夫疾病散见于社会，千奇万状。类乎此，经西医治而未愈者固多；异乎此，经西医治而未愈者亦不少。

殳安白君，为淮阴农校教员。其子生甫五月，于戊辰夏间，腿部患赤游丹毒。

游行三日，由腿入背脊而上达于颈项。

焮红灼痛，热度增高，四肢厥冷，涕泪干涩，小便不畅。

初犹神识清爽，乳食不多。

入某医院，求治三日，用碘酒扫于丹毒上，日打强心针以资救济。孰知方法频施，效验毫无。

其背部延烂，已无完肤，神志作暗，乳食不进，奄奄一息，生机无望。

询之西医，亦云体质太弱，恐难回天。举家彷徨，面面相觑。而殳夫人舐犊情深，以为与其任子死于医院，毋宁死于家中。趁此一息尚存，改弦易辙，速延中医，作万一之希望。乃侦骑四出，探询良医。不才如余，先被延致，及至病榻。

见其沉睡方酣。切其脉，脉伏肢凉；看其指，指纹青暗，命关已透，险状毕呈。

而呼吸尚匀，苔黄且垢，里分未解，唇焦溲少。

知其阳气为胎毒与邪热所搏束，营液已被毒火劫夺而无余。

考丹毒之重者，三两日红晕入腹，即不救。今此孩延已六日，现此不死不生之象。

一者孩提虽小，犹富有抵抗力；二者西医虽治，未能得其法，能得此后里分畅解，或下污浊之物，使邪热毒火无所依附。

阳明胃腑，得容乳食，未始非此病一线之生机。

非然者，昏闭汗喘，及热极风生，指顾间事耳。

顾一人知识有限，为谋病者利益计，宜请一经验宏富、学识湛深者，商进步，庶几有济。

殳君颇然吾说，随请叶松庭先生至，彼此畅谈病理及治法。

遂由余在其丹毒四周，施以针砭，流出紫黑血很多，其当中破皮处，用玉红膏半斤，加入青黛、黄柏末各少许，和匀敷之，盖以油纸。红肿处，铺以瘦牛肉片，边际铺以腌菜叶。内服犀角地黄汤，合银翘败毒散。

服药后大便畅解，舌苔寻退其半，背部亦见干燥，肢凉、脉伏均愈。

乃以原法，犀角换羚羊，循序渐进。七日而瘥，弥月而复元。

是役也，殳儿之病势虽重，而舌苔黄垢为退病之预兆。彼西医独不验舌，想其别有治法。

仍有一种湿浸淫疮，浸淫皮肤，破流黄水，蔓延尤速。

此证经西医治，每每不能收效。因其既流黄水，当禁其用汤洗，则黄水得势而大也，其理为明显。需用黄连膏满敷其上，见效之速，匪夷所思。

虽然，中医不效，西医能治者，或亦不免。是在我医术同志，留心考察，努力改进，庶足以图存。

大便下脓血之治验

李健颐

平潭山利村李某，年三十余岁，于民国十七年患大便下血证。

诸凡槐花散、侧柏叶汤、当归赤小豆汤、黄土汤等，遍尝殆尽，均乏效果。

至去年六月间，病忽增剧，脓血杂下，小腹时痛，屡急后重。

一见腹痛，而大便即急急欲下。

或脓血齐出，或先便后血，或先血后脓，不一以定。

四肢衰瘦，面色萎黄，体倦心跳。

再服归脾汤、人参养荣汤，仍无效，症反重笃。

不得已赴福省入闽中最著名之博爱西医院。经该院医生连治月余，匪特无效，且日增日重。无如回潭仍服中药，以为马死当作活马医。

有同乡某者，深知余研究中医，学术颇精，遂为介绍延余。余与绵黄芪一两，滑石一两五钱，花蕊石三钱，杭白芍五钱。

初服一剂，颇觉舒畅，乃连服十余剂，竟尔收功。

然则中药之能直接治愈此病，而且奏效之速者，鄙人特录此验案之真迹登于医报，望海内之当局共知中药之善、国医之妙，以求振兴国粹之精华，是余区区之所愿意焉。

祝味菊先生肾结核治验

罗济安

征诸临床经验，肾脏有生结核之可能，而膀胱则否。其故盖缘膀胱中之尿素能杀微菌，使无存在余地。

祝先生近治一肾结核，纯由人造而成。兹将其治验经过，分述于后。

初起时之见症及误药后之病变：病者小便频数，少腹时觉胀满。

国医某君，以过凉渗之剂利之，致肾气大亏，小便每日二三十行，且尿后刺痛，并夹脓状血块。

病家大起恐慌，乃改延西医治之。西医诊断之报告据谓：镜检病人尿中，发现结核菌。经用手术诊察，知其病灶乃在左肾，非割去之，恐将传染于他之完好之一肾焉。

病家闻须割去左肾，尤为恐慌之至。乃后又求诊于祝先生。

祝先生诊察后之意见：病人尿中既有结核菌发见，则其为肾结核也无疑。唯此病之主要见症，不过腰酸、尿血及在镜检中有结核菌之发见而已。

然今乃尿后膀胱刺痛，决非肾结核所有之征象，故可决定其病灶不在肾而在膀胱。

矧此病纯由人造而成（过用凉渗之故），奚用割为。乃使之再延较有声望之西医法人某君，用手术重行检视。始知其膀胱发生溃疡，与祝先生病灶在膀胱之诊断，若合符节。

盖膀胱溃疡，其内壁必见狭窄，尿后膀胱收缩时易受刺激而生痛感。抑犹有进者，尿后夹有脓状血块，则非与小便混合可知。

盖血块乃溃疡之渗出物耳。此病之原发症属膀胱，而其肾脏之续发证，乃由误治而来。苟膀胱之主症既除，尚何有于肾病哉。

主方宜进温补之剂，以增加其新生力。俾其原有之病灶，逐渐消灭于无形。

药用附子、巴戟、熟地、杜仲、故纸、龙骨、鹿角霜等品，而附子竟用至五钱，故纸用至七钱之多。

此病经过八阅月，服祝先生方四十余剂。

现每日小便缩至五六次，尿时痛亦锐减。向愈之期，当不远矣。

于此可见西医诊断，亦有高明与不高明者。而其治法，仅知肾病割肾，诚笨伯也哉。

不佞以祝先生此次治验，于诊断上固有特殊卓识，而于医学上亦有相当贡献。故乐得而为之记。

反胃与疝瘕之治验

商智

范徐氏，年廿一岁，夙有胃病。

上年冬间，经水来时，偶食甘蔗，遂致经停不行。由是脐之两旁，各起一块，渐渐如鸡蛋大，按之即痛。

其块上各有筋一条如箸，会合胃脘，按之汩汩有声。小腹膜间，竖硬如石。延至上月上旬，已四月矣。

每至午后颊发赤约一时许，即觉气从上逆。嗳噫之声，连续而上，不绝于口。吐尽痰涎食物，胃中始快，夜间始能安卧。

二便闭结，三四日始一行。一月以来，不敢晚餐。

医者见其经久不行，有以桃仁、益母草煎送大黄䗪虫丸者；见其颟颊发赤，呕吐痰涎食物，有令吞左金丸、礞石滚痰丸者。然暂时取快，随复如故。

予按之脉紧而涩。

此瘀滞不行，有寒饮也。

夫脐之两旁，冲脉所司，而冲脉隶于阳明。冲脉之血，停积不以时下，碍聚有形，势必延及胃脘。胃气夹冲气而上，上则为胀、为痛、为呕、为吐，下则为闭、为涩。上下格拒，渐致成为危候。

然右部脉弦，是岂中有寒饮之证？

法当先治其寒饮，迫寒饮以平，方可调其经事。

乃以姜半夏八钱，川椒三钱，淡干姜一钱，肉桂一钱五分，茯苓二钱五分，吞半硫丸二钱。

连服四剂，吐遂不作，二便亦复其常。唯疝瘕依然。

令每日早晚空心吞葱白丸各四丸。

至十日，经水方行，两块日见缩小。一星期后，经水既浮，两块消灭无迹矣。

嗣后但戒其少食生冷，康复如恒。

久带为患

斯德益

十二症、九痛、七害、五伤、三病，是为三十六疾。然九痛、七害、五伤、三痼，由十二症波及者极多。而十二症所下之物，又多是带之别名。故三十六疾可作久带为患看者，盖十之四五也。

余表姊洪氏，年四十余，患白带有年，初不以为意。循至赤白交流，时患腹痛。

去年二月间，因妇姑勃豀，痛日加剧。

兼寒热，带转清水，淋漓不已，形消肉削，困顿床笫。

连更数医，皆以疏肝健脾、理气化湿为治，毫无寸效，自分必死。七月，余以暑假回家，表兄邀余赴诊，相距不过二里，顷刻即至。

见彼头倾背曲，不能仰，目睛深陷，面黄饥瘦。

据云：少腹坚胀痛甚，牵连腰胯、前阴，按之痛不减，小便浑浊，大便或溏或秘。

余诊其脉，大而无力；视其舌，淡白无神。

方凝思间，彼忽挥泪不止，呻吟曰："弟，吾殆矣。吾兄为我向葛仙翁庙求一签，谓除非仙人相救，世间安得有仙人哉？幸为我尽力，放胆处方，不效，无伤也。"

余当时亦以为危，不禁为之酸鼻，强慰之曰："病犹可为也，幸勿虑。"

因仿《千金》白垩丸及赤石脂丸意，用赤石脂、禹余粮各五钱，龙骨、牡蛎、党参、阿胶、巴戟各三钱，当归、白芍、丹参、乌贼骨、香附、半夏、干姜、炮附、茯苓、益智、楂炭各二钱，白薇、白蔹、吴萸各钱半，细辛、藁本、防风、条芩、石韦、木通、橘络、远志、菖蒲各一钱，煎服。

一剂稍安，二剂痛止，四剂而带止。寒热愈，背伸，腰腹舒，能起而步矣。其收效之速，真出意料之外。

表姊大喜，谓余曰："弟其仙乎？"

余笑曰："我岂仙哉！虽然，孙真人其仙矣乎！何立方之面面俱到耶？"

儿科慢惊风逐寒荡惊汤治验
斯德益

喻嘉言力辟惊风之妄，谓急慢惊风即刚柔痉，独具卓识。又谓："革除惊风二字，不许出口入耳，以打破小儿入鬼关。"不可谓非快人快语。

然名之不正，贻误固多，顾流传即久，改正良非易易。

窃谓不如改急惊风为急痉风，慢惊风为慢痉风，较为轻而易举。若欲其不出口入耳，难乎其难矣！

且吾辈果能辨证无讹，用药得法，虽名称或误，亦安能妨吾实效哉？如庄在田之《福幼编》，纵犹存惊风之名，而实效彰然，夫复何害？

民十一冬，余幼侄年周岁余，忽患发热吐泻。

投以平胃散加荆芥穗、藿香叶、茯苓、车前等，不效。

适某医至，与荆芥、柴胡、桑叶、钩藤、藿香、山楂、神曲、麦芽、木通等味，痛转剧。

余知前药未能中的，再三思索，用干姜黄连黄芩人参汤加厚朴、丁香，吐止热减，泻亦稍愈，似可无恙矣。

讵余因要事外出，初意当日即返，乃竟以事与愿达，逾三日始归。

则余弟正抱儿长叹，弟妇流涕不止曰："是儿果无救乎？哀哉！伯去后停药二日，忽神气委靡，昏睡露睛，手足抽摇，乳食不进。适延某针灸科至，谓病已不治，诊毕即告辞而去。痛哉吾儿！其果不救乎？"

余大骇，急趋视之，见其目直视，鼻扇，山根唇口青暗，手足抽搐而强硬，知气脱在俄顷间，盖即世俗所谓慢惊风也。

余此时深恨学力不到，未能防患未然。又深幸获未脱前回家，犹及为之救药。

急命以胡椒二钱，煎汤与服。又书逐寒荡惊汤、理中地黄汤二方，亲至药肆兑药。

比取药返，则自服椒汤后，鼻扇已稍愈，青暗亦渐退，大喜。煎逐寒荡惊汤灌之，约逾二小时，诸恶症悉退，乃以理中地黄汤继之。

翌晨，乳食如常，喜笑活泼若无发病者然，洵属神乎其神。庄在田先生固不我欺也。

盖逐寒荡惊汤之所以克奏肤功于俄顷间者，实大有理在，非偶然也。

窃谓此方以胡椒为君，取其直入病灶以暖肠胃、杀菌毒、止冷痢也；以炮姜为臣，以其具暖胃驱风、行血行气、引炎之功，向用者取其冲和之气，去其辛烈霸性也；以肉桂为佐，所以壮肾阳补以阳，使腹部体温骤增，营血骤充，以引其充塞头脑上部之血而招纳亡阳也；以丁香为使，以其能直入脾胃、止寒呕、杀虫防腐、温脾胃及大肠也。

且胡椒、丁香皆兴奋剂，俱能行气驱肚风，刺激神经末梢，以兴奋其已疲之机能。配合得法，丝丝入扣，药味少而功力宏，其起死回生，不亦宜乎！

继之以理中地黄汤者，因此症多由吐泻而成，吐泻久，则阴阳两伤，气血俱亏，故以此气血双补者调之耳。

两方俱以灶中黄土澄清煎药者，既以火土之气补脾胃，又功能祛湿，且有填窍息风之义，立于不败之地也。

唯逐寒荡惊汤，方名似不甚妥，拟易为逐寒定痉汤，未识高明者以为何如？

肝血衰弱，目系空虚

斯德益

目痛后每苦不能还光。推其原因，虽或有调理失宜、不知保养而然者，顾亦未始非无适当之药饵有以致之。

民十四冬，余骤患目痛，以甘菊花、密蒙花、草决明、石决明、茺蔚子、车前子、木贼草、谷精草、荆芥、蒺藜、蝉蜕等味出入为剂，八服而痊。

顾目力骤减，与前如出两人。经十余日，犹不能阅书。乃问津于某眼科，服杞菊六味丸一斤，似较未服前差胜，然无大效也。

余苦其功缓，因思必系肝血衰弱、目系空虚之故。试进当归补血汤，用炙芪一两，当归三钱，即在饭镶上蒸服。

次日晨起，忽眸子了然，了无所苦。因再进一剂，虽阅书亦无碍。

夫肝藏血，开窍于目。人或灯光下多阅书，或多食辛热刺血之味，或呼雉呵卢、酒色征逐，而夜间少眠，则肝血衰而肝火炽，多上冲于目而为患。若再稍感风寒暑湿之邪，乘虚袭击，必致目系气滞血郁，发炎生菌而为痛。

是既患目痛，则肝血已衰矣。迫用药而炎退菌灭，是犹以兵平乱，气血多所供应，乱虽平而元气难复，肝血更衰矣。

斯时也，唯峻补其血，如以大宗款项立发急赈，使饥者食而渴者饮，其收功必速。若不顾肝血而独滋肾阴，思藉肾以荫肝补脑，辗转以达目系，是徐图生聚之法，何能立慰饥鸿之望？此杞菊六味之类，所以收功至缓耳。

芪、归为补血峻剂，又善补气。气以煦之，血以濡之，有阳生阴长之妙。若红肿已退，大小便如常，尽可放胆取用。

余自服此获效后，凡遇目痛不还光者，辄书当归补血汤加甘菊二钱，枸杞四钱与之，贫者只用芪、归、菊三味，不用枸杞，并戒以慎房帏饮食，无不获效。盖目得血而能视也。

忽双目少光，神散大

斯德益

目得血而能视，亦得气而能视。气也，血也，互为维系以相长养者也。故"气脱者目不明"，古有明训矣。

农家子某，年约十，忽双目少光，神散大，食少倦怠，四肢乏力。以杞子入猪肝炖食，不效。

因就诊于余，余脉之曰："此脾弱所致，杞子猪肝胡为哉？"

即书四君子汤加楂炭、神曲、谷芽、姜、枣等与之，并戒以勿强食。

堂弟勇镳年十三，患症如前，亦进以前方，皆一服知，四服愈。

盖目固为肝之窍，然五脏六腑之精皆上注于目，非独肝也。人或过于劳动，则筋脉疲惫而血气衰乱。斯时必有适当之休息，使疲惫复而衰乱定，方可饱食无虞。

否则因虚气着，其脾必困。脾困则谷气不化，营卫必滞。营卫一滞，则疲惫愈难复，衰乱愈难定。脾既不振，肝亦不靖。

故但用四君加消食之剂，补脾磨积，方极平易，而效若桴鼓也。

痰热蒙蔽心包猝然昏仆

丁士镛

邻居王某，年逾耳顺，吸烟多痰饮。于去夏六月，猝然倒仆，不省人事。张口鼾声，还溺三次。

群医断为中风，药难挽救。翌晨邀予往诊。

见其僵卧床席，昏糊如故，两目露睛，直视不瞑。舌苔焦黑，舌质干红，脉象糊数带滑。

予曰："此非中风，乃痰热蒙蔽心包也。盖高年痰饮之体，宗气素虚。外受暑热之侵，热迫痰壅，上干清窍。舌为心苗，心包被蒙，君主无权，故舌不能言，神识昏糊。观其舌质干红，阴津已为热所劫。证当高年，恐难挽回。"

其家人哀求处方。

遂投以鲜生地一两，淡豆豉三钱（同打），鲜石斛一两，鲜竹沥二两，川雅连五分，净连翘三钱，黑山栀三钱，川贝母三钱，粉丹皮一钱半，莱菔子三钱。另安宫牛黄丸一粒，行军散一分，并嘱其家人将西瓜绞汁频频灌之。

此方服后未满四时，而病人陡然起坐，呼取便桶。

其家人见此情境，不觉惊喜交集，即以便桶予之。

顿时二便俱解，言语如常，唯觉体倦乏力而已。

明日邀予覆诊，则谈笑自若，绝无所病。

予再为疏一化痰清暑之方，实则即不服药，亦无所碍。

暑热之中人，直走心包。王某高年痰饮之体，中暑自猝倒不省。

诸医几为中风，常未服祛风刚烈之品，未致汗出发痉而死。

然则为医者，于临诊之顷，可不慎乎。

虫病多奇而难测

张泽霖

东乡吴氏女，身材瘦小，素禀不足。上年八月中旬某夕，觉腹微痛，即往房卧床上。

家人以为不过偶感寒邪，未注意也。

俄而躯体振颤，床为动摇，刹那即止，旋又仍然，隔数分钟必一发。

发时面色忽赤忽青，腹痛增剧，欲呕吐而不能。

延中西医诊治，均无一效，且莫明其故，束手而已。

病者之父若母，咸惊惶不知所措，其八旬祖母尤为悲恐。

伊亲孔君，余之邻友也，悉其病势危笃，岂可待毙？特来请余往诊。

时余适赴他处，须晚方归，乃雇舆星程速回。

至则见病者坐于床上，谈笑如常，并未现若何痛苦状态。询问经过情形，因俟发时再诊。

不片刻，见其身渐动，面色亦变，按脉则或数或迟，忽大忽小。

房内地板之上、桌椅等摇抖不休，口频呼腹痛。

余曰："得之矣！此乃虫之为患也。"毋怪诸医莫知其然，虫病多奇而难测，故非精细诊察，不能得其治法。

为处酸苦杀虫之剂：用川雅连醋炒八分、吴茱萸泡八分、鹤虱二钱、雷丸钱半、苦楝子三钱、白芍二钱、使君肉三钱、乌梅钱半、开口川椒二十粒、砂糖三钱为引以诱之。

服后，吐出长蛔数条，尚蠕蠕活动。

而诸现象若失，不更剂已瘥。

余非炫己之能，实以虫病如此奇状甚鲜，故记出告我同志。

患头痛月余

张泽霖

陈姓妇，年约三十，患头痛月余，医治罔效，来所求诊。

审其痛在头皮，以手按之，彼呼痛尤剧。

六脉弦数有力，苔黄口干，面炕耳鸣。

余问曰："未病头痛之先，曾患带浊否？小便亦觉热而疼否？"

彼曰："然也，现尚淋漓不绝，臭秽异常，赤解时刺痛。"

于是检前医所治之方，皆辛温升散之品，故愈服愈重。盖此证系肝经湿热夹内风而上扰，且兼有梅毒也。若再久延不治，必酿为上疳之患，斯时治亦非易。

急宜苦寒泻肝、导热下行、通利二便。

处方用：酒洗生广黄（后入）三钱，龙胆草、芦荟（研末炖和服）各钱半，川雅连（先煎）五分，小生地、银花、连翘、白芍、赤芍各三钱，粉草梢、木通各一钱，以仙遗粮（打碎）一两，藕汁一杯为引。

服后夜半更衣四次。

翌晨复诊，见其喜形于色云："药后至午夜，即觉腹中微痛，乃解大便，而头痛稍减。今早一睡醒来，则痛已失，唯白带仍然。"

将前方去广黄、川连、芦荟、土茯苓，加粉草薢、飞滑石各三钱，丹皮二钱，车前子（对包）三钱，令服两剂。

并嘱慎食鲜味及辛辣物品，宜常服藕汁以养肝阴、戒恼怒以畅肝情。

数日后来谓各恙均愈矣。

【按】现时此种病极多，盖世风日趋于下，人喜淫荡，所谓社交公开。医者不明原因诊断，只知头痛治头，故防风辛烈之药妄施，奚不偾事者鲜矣！

每夜遗精，或有梦或自滑

张泽霖

杨君年逾弱冠，曾任党政工作人员，家道小康，怙恃俱亡。

翩翩年少，固浊世人之佳公子也。

因无束缚，故放浪形骸，日事呼卢喝雉，卧柳眠花。

一日至余诊所，请为诊治，并诉之原委曰："余（彼自称）年来被损友之诱惑，常周旋于胭脂堆里，作登徒生活。金钱之损失，精神之消耗，受尽种种痛苦。更且身染痼疾，始而梅毒浸淫，幸医治痊愈。讵岁初又每夜遗精，或有梦或自滑。近则玉茎不举，神思恍惚，头目昏眩，耳鸣口苦。睡时每多幻境而少安眠，肢体倦怠，终日若有所失。以良好青年之身，一变而为废人。自作孽，不可活。虽欲回头，噬脐莫及。唯有要求先生发恻隐之心，宝筏度我，赐以良方，恢复余身，感且不休。"

言时唏嘘泪下。

余乃诊其六脉虚数，尺部沉弱，望其面色瘦削无华，行动佝似老者。

因谓曰："君前必患手淫癖，斫伤肾阳。精为身之本，阴精损耗太过，故全体诸器官俱失常态。脑为髓海，精伤而脑神经衰弱，故思想力、决断力均不足。然尚可疗治，唯须注重卫生运动，多阅有益说部、书籍，摒除思虑，调适身心，安养脑经。睡眠应节度时间，清晨散步野处，吸氧排碳。能遵余所嘱，则前程或可进展，仍不失为社会完人。须知回头是岸，希及早觉悟，庶乎能脱此魔境耳。"

为拟丸方：淡苁蓉、淫羊藿、山萸肉各二两，破故纸、胡桃、锁阳、菟丝饼、覆盆子各三两，远志肉、五味子各两半，酸枣仁、沙苑各三两，枸杞子四两，蜜丸。

每早晚各服三钱，淡盐水汤下。

两月后来函云："精神尚佳，阳壮遗止，诸恙亦已渐除，现潜心佛学。"

呜呼！青年学子，易入歧途，民族民生殊可浩叹！

爰录此案，望我同志知所鉴焉。

煎厥病验案

谢寿枬

刘明远，年三十九岁，法学士，鄱阳人，住南昌松柏巷。

煎厥。

原因复杂，近因忧思恐怖兼感风湿。

症候：善怒，健忘，咳嗄痰涎。

涎中带有如蝌蚪之小结痰，其味咸。

左眼流泪，左唇抽痛，天冷则甚。

左背俞麻木，左手足瘦于右手足。

少腹以下至阴器，冬天则发干疮，或起白屑，或经筋青胀。

行路似眩晕欲倒，小便利而有余湿，大便不畅。

经过二年，调治未愈。

庚午九月，始就予诊。

诊断：脉弦，弦为劳、为风。

此病本在肝，标在肾。《脉解篇》曰：肝气当治而未得，故善怒。善怒者，名煎厥。

肝者，将军之官，谋虑出焉。今所谋不遂，则气郁不舒。木郁则不能生火，火无以生，则心神不足；心神不足，故健忘也。

考肾脉入肺，肝脉注肺，少阴虚火上入于肺。厥阴郁火，上注于肺，两火克金，故咳嘎也。肝在天为风，肾在味为咸。痰，脾滋也。涎，肾水也。肝风内动，数变善行。中侮其脾，下扰其肾。脾被侮，则脾虚不能行湿，湿化为痰。肾受扰，则肾虚，不能泌水。水泛为涎，随风上逆，入注于肺，受肺中之火煨炼而出，故痰涎中有结痰而带咸味也。

查肝开窍于目，肝液为泪，今肝气当治而未得，则不能收制其液，故目自然泪出也。

肝之支脉，从目系，下颊，环唇，肝风内动，扰害支脉，故左唇抽痛也。肝生于左，外以候肝。

冲任起于胞中，寄于肝脾，上循背里，冲任血虚，则不能归血于肝，故左背俞麻木也。

巢氏曰：劳损之人，体虚易伤风邪。风邪客于半身在分腠之间，使气血凝涩，不能润养，故半身手足枯细。男子发左，此由愁思所致，忧虑所成。今左手足瘦于右手足者，即此理也。

肝脉络阴器，肾荣于阴器，肝气郁则火内动，肾气虚则液外溢。火液相搏于荣络之中，溢于阴器之外，故阴器生白屑也。肝主筋，今肝脏血液枯涸，不能滋润经筋其根。

今脾湿内淫，则根本不固。根本不固，则枝干摇动，故经筋青胀也。

诸风眩掉，皆属于肝，肝主木，赖土以培，故行路似眩欲倒也。

肾主水，劳伤之人，肾气虚弱不能藏水，胞内虚冷，故小便利而有余源也。大便之通，全赖肾液以润之。今肾液由前阴输泄，则后阴津枯，故大便不畅也。

疗法：经曰损其肝者缓其中，损其肾者益其精。用归脾汤加减以缓中，用苁蓉丸加减以益精。理脾以养肝，滋肾以生肝，不治肝而肝自治矣。

处方：炒西党三钱，炒黄芪三钱，萍白术五钱，云茯苓四钱，酸枣仁一钱，远志肉一钱，广木香一钱，秦当归二钱，广陈皮一钱，血丹参一钱，漂苁蓉五钱，何首乌三钱，川牛膝二钱，鹿角胶三钱，柏子仁一钱，熟地黄三钱，桑寄生一钱，炙甘草五钱。

效果：服十剂诸病减半，服至二十剂诸病痊愈，服至五十剂身健加倍。

厥阴下痢验案

瞿冷仙

祁某，某年二十余岁，住本乡，业商。

厥阴下痢，古称肠澼，又称滞下，近来综称痢疾。

原因：素来经商，往来跋涉。途中饥饱不节，寒温不时。良由暑湿内蕴，积久化热，复经外寒乘之，逼住内热。其寒热交争之气，遂留滞于肠中而为痢。

庚午七月初旬，由途中稍觉受凉而起。

症候：一起即头疼身热，脘痛腹痛，下痢红白，里急后重，状似渴，不多饮。脉左小右大，舌色灰黄。头疼身热，脘痞腹痛。

诊断：痢下重。此乃暑湿内阻于三焦，积久化热，复感新凉，有以致之也。

拟加减滑石藿香汤，以芳香利窍、辛淡渗湿宣气。俾湿化气畅，则痢自止矣。

处方：飞滑石（绢包）三钱，白通草一钱，甘草一钱，茯苓皮三钱，广藿梗二钱，川厚朴（姜制）一钱，白蔻仁（研后下）六分，上广皮一钱五分，广木香八分。

一剂后，头疼身热稍减，脘痞稍舒。唯肠中逆阻，腹痛在下，时仍甚，舌增黄燥。

急进加味白头翁汤，清热除湿以起下陷。

次方：白头翁三钱，秦皮二钱，川黄连八分，黄柏三钱，杭白芍二钱，淡黄芩二钱。煎汤取汁，分三次服。

服后下痢腹痛转增，不思饮食，小便不通，神烦不安。

三诊：询病者何延三四日不来诊治。

病者云：前几日连往两处就诊，一王某，一姜某，服药均经无效，反加增剧。今仍请先生善为救治云云。

乃令先用水葱三钱、白桔梗一钱五分，煎汤送服六一散五钱，宣其上窍，以泄下窍。

四诊：小便通行，腹痛下痢如前。

仍进加减白头翁汤，以起下陷之邪。

白头翁三钱，秦皮二钱，川黄连八分，黄柏三钱，黄芩二钱，杭白芍二钱，白桔梗一钱五分。

五诊：腹痛下痢稍舒，唯仍渴喜饮，依仿前法加减图之。

五方：白头翁三钱，秦皮二钱，黄芩二钱，黄连八分，黄柏三钱，白芍三钱，桔梗一钱五分，鲜金钗三钱，鲜荷蒂三枚。

初方恙势暂停，次诊病者心急，不及服药，即往他处就诊。一腻补，一分利，至小便瘀塞不通，病势转剧。复延诊治。

先开肺气，则小便通行。后以白头翁汤进退调治。至三星期，乃获大痊。

痢之为症各殊，有发热恶寒者，有发热不恶寒者，有不发热而微恶寒者；有里急后重便脓血者，有里急至厕固不出者，有里急不及至厕固而出者，有后重至厕稍减者，有后重至厕转增者。种种症状，不甚枚举，岂可同一语也。

今祁某之痢，乃是厥阴下痢。由于暑湿内伏，积久化热，下陷厥阴，致成痛痢。

王某施以熟地、山萸肉、地榆腻补等品，姜某施以柴、葛、车前、泽泻、木通分利等品，反致小便不通转增剧象。

用腻补药治热痢，原属非是；用分利药治热痢，亦属非宜。

夫腻补乃治气虚不固之利也，非用以治痢；至若分利，乃治泄泻之成法，利小便所以实大便也，非所论于治痢。

况此厥阴下痢，腻补分利，皆非所宜。理应仲景白头翁汤。

且白头翁能清除湿热，透发下陷之邪，使之上出；秦皮清肝热；黄连清肠澼之热；黄柏清湿中之热；加黄芩清肠胃肌表之热；白芍调其血中之气。俾气血调和，热清湿化。

更以病势浅深，酌参他药，则痢无不愈矣。

神而明之，存乎其人也。

腹痛作响，呕吐清水

谢安之

张某之子，年近二十。

腹痛作响，呕吐清水，食后即愈。

夜间病发尤剧，数年来医药罔效也。

昨延诊之，断为腹中寒积，须温补之。初投以附子粳米汤，二剂病减。

复进以乌头赤石脂丸，作汤服，三剂后，完全不痛。

唯间时喜食糖饵，自觉舒适。

随拟大建中汤以善其后。

痢疾任其饮食，病势复发

谢安之

彭某之子病痢，其母视若掌珠，诸药杂投，终无一效。

病势垂危，延余诊视。

见里急后重，腹痛异常，红白相间，日数十次。

初投以张寿甫之化滞汤，不应。

复以原方加大黄、朴硝，病势遂减。唯觉饮食不纳，口干舌燥。进燮理汤二剂，病即告愈。

嗣后因母过爱，任其饮食，病势复发，较前更甚。

余知其病不可为，却之。不数日，竟登鬼录。

语云：爱之而适以害之。

可知痢疾之能愈否，饮食实为一大关键。

腹泻甚多，急惊六次

谢安之

族弟福声之子，年二龄。

忽起口渴异常，一身壮热，腹泻甚多，急惊六次。

举家惶恐，速邀过诊。

见惊泻大作，非即于退热不可。

遂拟葛根芩连汤合白虎加滑石。

一剂后，大汗一次，病势若失。

疟止患痢，痢止下血

谢寿枬

鄢鸿文，年三十五岁，业商，南城人，住南昌市香平。

血泄。

原因：庚午年六月受暑发疟，疟止患痢，痢止下血。

症候：喘咳肠引，喉咙如索牵吊，口渴倦怠，舌苔黄燥。

大便先硬后溏，下血如注。

肛门似塞，似觉急重，厌之无粪，不厌胀坠。

清通补涩，三月未效。

诊断：脉细数属内热。

《素问》曰少阴司天，（庚午）热淫所胜，怫热至民病血泄膀膀而喘咳。又曰少阳之复火，气内发甚，则入肺咳，而血泄病。本于肺，标在大肠，盖大肠之脉入缺盆，络肺。

肺脉起于中焦，下络大肠。今肺受热气蒸熏，则肺叶焦，肺系缩，肺络伤。肺病不已，则移于大肠。故喘咳则肠牵引，喉咙属肺系。

经曰：肺主气。今伏暑伤肺，伤则不能生津，故口渴。经曰：壮火食气，故倦怠也。经曰：阴络伤，则血内溢。血内溢，则后血。

子午之岁，少阴之火，起于阴中，为怫热怫郁也。热郁于内，迫血妄行，从络而溢于大肠，故下血如注也。先粪后血者，远血也。其为阴络溢出之血，确凿可证矣。

大肠者，传化之腑，肛门乃大肠之下口，传化之出路也。

今内热伏暑，与痢后之浊气相并下聚于大肠，阻其物之排泄，碍其气之升降，故肛门塞急重坠也。

疗法：经曰"热淫于内，治以咸寒，佐以甘苦。以酸收之，以苦发之。"用参麦之甘平，以清伏暑；胶、硝之咸，以治内热；黄连之苦，以发之；五味之酸，以收之；加升麻、柴胡以升清气，地榆、侧柏以理浊血。

西洋参二钱，杭麦冬二钱，云黄连一钱，真阿胶二钱，五味子五分，川升麻五分，北柴胡五分，风化硝五分，地榆炭一钱，侧柏炭一钱。

复诊：脉细咳止，下血略减。唯解后余沥。盖脾统血，久泄则脾虚，脾虚则不能统血，故仍下血。乃于前方加和血理脾之品。

贰方：炒西党三钱，萍白术五钱，粉丹皮二钱，云黄连一钱，真阿胶三钱，小生地三钱，地榆炭一钱，侧柏炭一钱，灶心土五钱。

煎水去渍，用水煎药。

效果：服四剂血止。去地榆、侧柏，服十剂而健。

湿温证验案

张赞臣

一诊。

湿温两旬有余，邪已传入阳明、少阳两经。

寒热有汗不解，耳聋失聪，口渴时饮不多。

唇燥觉干，脉象滑数，舌苔黄腻，小溲短赤。

湿遏热伏，邪恋不彻也。宜以化湿清热治之。

方药：淡黄芩钱半，清水豆卷二钱，梗通草钱半，肥知母二钱，陈佩兰二钱，赤茯苓三钱，连翘壳三钱，鸡苏散四钱（包），香青蒿钱半，杏、苡仁各三钱，粉丹皮三钱，黑山栀三钱，淡竹叶五十张。

二诊。

投以淡渗化湿、清解涤热之剂，颇合病机。

寒热渐减，耳聋较聪，口渴亦稀。

唯唇尚干燥，小溲仍然不多。

湿热内蕴，留恋不化也。大便解而复塞，腑热燥结所致。

脉象弦滑，苔糙而腻。

仍守原意出入。

方药：陈佩兰钱半，粉丹皮三钱，黑山栀三钱，白茯苓三钱，香青蒿钱半，连翘壳三钱，肥知母钱半，鸡苏散四钱（包），嫩白薇钱半，淡黄芩钱半，菱皮根各三钱，梗通草一钱，元明粉三钱（另冲服）。

三诊。

湿温蔓延匝月。

形瘦气衰，真元已乏。

叠进清化湿热之品。

伏热虽由里而外达，然晚热仍炽，温邪尚不能彻。热炽盛者，乃湿遏气不化也。白痦续透，腰腹为多，胸膺隐约。大便已解黄黏垢粪，此乃邪热之出路。症势虽重，实属转机之象。

不过汗多如雨，且有酸臭之味，是卫不能固表耳。

拟再予芳香化湿泄热法。

方药：陈佩兰钱半，连翘壳三钱，黑山栀三钱，嫩前胡一钱，香青蒿钱半，肥知母钱半，杏、苡仁各三钱，蒌皮根各二钱，广藿梗二钱，酒条芩钱半，陈广皮一钱，白通草八分，浮小麦三钱，糯稻根须五钱。

四诊。

叠进芳香化湿清热等剂。

晚热较轻，口渴仍喜热饮。

湿浊弥蔓而不化，白痦透达已齐。

寐则汗多，乃阴不敛阳、卫不固表耳。

脉象濡滑，苔糙罩灰而腻，尚是胃中湿蕴未化也。

宜以再从原意进取。

方药：陈佩兰钱半，酒条芩钱半，蒌皮根各钱半，青盐半夏钱半，香青蒿钱半，连翘壳三钱，杏、苡仁各三钱，白通草一钱，广藿梗三钱，肥知母钱半，陈广皮一钱，云茯苓三钱，生、熟苡仁各三钱，焦六曲三钱，广藿梗二钱，炒扁豆三钱，谷、麦芽各三钱，香青蒿二钱，土炒白术二钱，嫩前胡钱半，浮小麦三钱。

五诊。

晚热已退，白痦亦回，口渴亦稀。

唯纳谷不多，胃醒而未开也。

寐则汗泄，表卫不固，阳气外越所致。

脉象和平，舌苔罩灰而腻，湿遏未能尽化耳。

宜以芳香悦脾而化余蕴之湿，以冀胃纳渐增，可望健痊矣。

方药：云茯苓三钱，青盐半夏钱半，陈广皮一钱，光杏仁三钱。

【按语】此症初起，势亦不盛。乃更医数人，迭进各法。始失乎表，继误于攻，于是症日以甚。迨二候外，经予诊治，始终以芳香轻灵之品、透热渗湿之法，调治月余，得以告痊。病者为予姻弟胡君廷剑也。

小半夏加茯苓汤治呕吐

翟冷仙

邻乡王某之妻谢氏，年四旬余。

于民国二十年，国历三月间，忽患呕吐一症，延调治。

医者为其得于气郁之后，谓系肝气冲逆以致呕吐。

投以代赭镇逆之品，不能取效。

屡屡呕吐绝饮食者久矣。

复延西医某君，亦以沉降镇呕之药品，投之不效。

延之月余，更易中西医士数位疗治，虽百施其术，呕吐卒不能止。患者日益衰弱，举家皆谓断无生理。

预办后事，适因该处樊某，与冷有旧，乞诊于冷。当时认患者为不起之人，但求冷一决其死生而已。

冷遂往诊。

前医某遂将患者之症状及治疗之经过一一告冷。

冷再四省察病状，所呕皆系痰沫清水，连哕不断，甚则昏厥，日夜无休。小便涩少，大便亦无。

众询症势何如？

冷曰：诸种病情，势属险象，唯胃脉稍有神气，尚有一线之生机。经云"人以胃气为本"，今呕吐而谷不得下者，胃有饮也。

遂用制半夏四两、云茯苓四两五钱、淡干姜六分急合煎服。

服头煎后，呕吐微止。

随服二煎，呕止得寐。

醒后稍饥，微进饮食。

次日复诊，唯不时神昏，头眩心悸，脉细苔薄。

照前方减去分两至半，连服数剂而愈。

治愈最剧痢症两则

沈德修

方书治痢多矣，所载治法详且备矣。凡中医治痢，似不能出其右，亦不必出其右。持此说者，是自馁也，非进取之道。

客岁仲冬，本市铁路外，徐姓，种菜为业。

其子廿四岁，患红痢。

诊得六脉滑数无伦，舌尖殷红，根黄厚，大渴引饮，间或呛咳咽痛。

询之已历浃旬，刻下更甚。

且小腹非常胀坠，粒米不进者四日。

余辞不治，其家人恳求再三，因索阅前方，纸纸辛温收涩，遂恍然悟曰：此症虽属冬温，实由药误。不然，何至噤口（痢）、奇恒（痢）如此其极哉。

姑拟承气、增液加减治之。

生赭石末四钱，赤、白芍各二钱，生枳实二钱，鲜生地三钱，黑元参三钱，楂炭一钱五分，川厚朴一钱，酒洗锦纹一钱五分，风化硝三钱（分二次服下），粉甘草一钱半，鲜白茅根（捣）三钱。

越数星期，忽徐氏子自携鲜菜多种，登门叩谢曰：前蒙赐方，服一帖呛咳、咽痛俱平；服二帖即思食；服三帖则诸苦悉除。先生真神人也。

余曰：否，不过不为方书所囿耳。

又数年，武昌保安门外张宅，湘籍，业竹木生理。

其妻年三十许，暮秋患痢，里急后重。初白，继红白相兼。

更数医，有清解者，有通利者，有升提固涩者内不效，愈治愈剧。

旋转饮食直下，近渐不食不饮，辗转床褥两阅月矣。

耳余名，托其同乡黄某邀诊。

六脉如丝，重按若无，语言难出，似睡非睡，似醒非醒，几有朝不及夕之势。

问痢止否，答云间下浊秽，自亦不知。

余曰：病至斯，谁能疗？辞不立方。

合宅泣恳再四，因自忖度，此噤口滑脱痢也。

前药不效者，一以寒热杂投，一以肠胃液竭。

试仿乡先哲刘朴臣先生治法，取《伤寒》桃花、猪肤两方之意。不用其药，或可奏功。

徐曰：效否。

余不任咎，勉拟一方于下。

肥猪肉（半斤切片）、糯米（三合，炒热，研极细末）、红白糖各四钱，共和匀，用大整藕荷叶包蒸极烂，令病人鼻嗅、口尝，勿怠。

其夫阅毕大笑。

余曰：此妙法也。请急治之，乃辞退。

未几，黄来寓云，伊夫如法治疗，始勉进些须，继乐受一匙，逐渐加多。

一料犹未服毕，痢渐止，且思食糜粥。

大约一月内外，可以恢复原状。

余闻之，不独为张氏妻幸，并焉中医幸矣。

或曰：最剧痢症两则，先生均治愈。其有说乎？

曰：医之一道，认症固难，用药亦不易。如呛咳咽痛，气火升也。得赭石、承气，自可降下。噤口不食，舌无津也，得生地、元参，自可泻润，无足奇。

唯荷叶蒸肉云云，既滋肠胃以开其噤，复固滑脱使之不泄，皆缘荷叶鼓气上行故也。

此等治法，方书未载，殊为特异。吾故谓中医治病，有出方书外者。

彼器械医，若遇如斯险症，不知何以治之，请详细告我。

肺痈治验记

王吟竹

国贤失败之最大原因，在守秘。偶获效方，便思专利，不肯公开。故历代经验良方，因守秘而致湮没者，不知凡几。国粹沦亡，曷胜浩叹。

余添列杏林，向以济人为念。特将家藏肺痈秘方及治验概略，假本刊公开，俾患斯症者得一救星。

客岁仲夏，余由泰乘轮返敝村白马庙。

在舱中见一中年男子，咳嗽声重，吐脓痰，带血，气喘吁吁，身体转侧维艰，窘急情状，殊堪怜悯。

俗云："同船渡水，前世所修。"况医为仁术，志在活人。见患难而不思拯救，未免辜负天赋技能，而失其仁慈之本旨。

是以忠心耿耿，不揣愚昧，自投问疾。

据称："我系本县（泰县）城内人，现贸易于曲塘某布号。怎经四月，初则畏寒恶风，有声无痰。医者进以疏解方，不效。继而咳睡脓血，胸中隐隐作痛，呼吸不利。曾服肃肺清火、豁痰降逆诸法，愈治愈重。"

言时面有愁容。

余为诊其脉，极形数大。

询知痰有腥味，胸中隐痛，断为肺痈已成。

因思家藏秘方，对于此症确有神效。

爰即抄录授伊，嘱其照方配服。

方用：苏梗二钱，佩兰二钱，桔梗二钱，白及钱半。各药合研得末。另用鲜夜合树根皮八钱，入石臼内捣烂。再取活鲫鱼一尾，除净肠垢，勿去鳞，将各药末装入鱼腹中，用线缝口，炖取腹汁一碗，临服时服下。

伊见此方简便易行，颇为感激，并询余居处而去。

不料甫越两旬，忽见该病者来前欣欣然谢余曰："服后照先生之方，连服两帖，睡脓减少，今则诸症悉退，健饭如常。数月沉疴，一旦豁然，皆先生之赐也。"

后此凡遇斯症，均用斯法，照方服食，无不应验。

真神方也！谈者幸勿以平淡而忽之。

霍乱治验谈
李健颐

际此天气炎热，秋金干燥，地质之毒气上升，天上之热气下降。地中之毒，遂发生一种虎列拉菌，飞扬四布，每由人之食物而入于肠胃。

复因肠胃中之盐素缺少，毒菌盘踞作祟，挥霍缭乱，即成霍乱，甚至转筋、痧症而死。

近日福州此症发生甚剧，死者颇多。

虽经中西医救治，十仅愈一二而已。

平潭大富村，有陈姓者，三人同至福州营业，遂中斯毒，潜伏体内。

比回家，初无异状。

至八点时，三人同病。

午后，一者忽昏迷转筋而没。

其余二人，正在千钧一发之危。

余在邻乡治病，病家闻知，急来延诊。

即用吴萸、干姜各一钱，黄芩、黄连、川朴、木瓜各二钱，芦根五钱，滑石一两，泽泻、天冬各三钱，蚕沙五钱，佩兰叶钱半，竹茹三钱，紫雪丹一钱。黄土水、盐水各半同煎，频频灌服。

外用盐炒热，布包，浑身擦之。

其两脚转筋者，用手刮之，使其柔软。

口渴者，用盐汤代饮。

至夜半，吐泻遂止。

其转筋抽搐者，亦渐少。

至次日，一人已获痊愈，一者转为大热口渴。

改用竹叶石膏汤，加女贞子、旱莲草、金钗斛、天冬、芦根、雪梨汁等。

连服二剂，热又不减。

再与增液白虎汤而收功。

嗣后，平潭街有某妓者，由海口回家，亦患斯病。

余亦用前法治之而愈。

此法连试三人，皆著奇功。

特选一篇，请海内有患同症者，再试之。

刮背法辅助药力不及之温病性脑充血

萧俊逸

余母舅刘如玉，民十九，挈眷避难吉城。

秋八月，其幼女年十岁。

先二日但发热，不恶寒，初以为寻常感冒，不日自愈。

孰料第三日夜八时许，突然昏闭，不省人事。

因召余至，脉已双伏，面目暴肿，舌亦肿胀满口，苔色黄腻，身发高热，四肢厥冷。

此乃胃热夹痰火暴发，高热不退，热气上冲，迫血上逆，故头部充血而昏倒。

为刺曲池、委中及十指，去其紫血而泄热气。

方用：生石膏三两（研细），海浮石四钱，蛤粉三钱，枳实二钱，川连二钱，生黄芩三钱，川贝母三钱（研碎），郁金三钱。

迨购药归，胸腹亦高肿如鼓，灌药点滴不能入喉，头面之肿，有增无已。

余母舅惶骇无措。盖药不入喉，纵有神丹，亦属徒然。

余至此亦窘手万分。因思药之所以不得入喉者，无非因热水奔腾上迫于喉，喉间肿闭，以致不能受药。苟能使其气下行，则喉开药入。但治病唯药所恃，今药不能入喉，焉能使气下行？

忽忆昔张景岳之妻患霍乱，暴呕不止，药不下咽。后用刮背法，使气下行，竟呕止药入。余因仿而行之。

法用条羹二把（须择其边缘光滑者，浸于热水中，使其条羹温热，更换覆取，蘸香油少许），将病人扶坐，从背上向下连刮数百下（蘸香油者，取其滑利免伤皮肤）。刮毕，头面之肿随即消退大半，胸腹之肿全平，以药灌之，汩然而下。

是夜连进二剂。

次晨，诸症大退，神识清爽，能起坐行动。

后调理数日痊愈。

俊按：刮背之法，能使气迅速下行。气下行，血亦随之下行。血之上充，实由气迫之使然。设气不上充，血焉有上充之力哉？

嗣后余凡遇暴吐及由脑充血而昏倒之症，一时方药不及，或药成而不得入喉者，均施以刮背法，应手取效。

今余戚之女，苟不施用此法，决无生理矣。

疑似小柴胡证之瘀血证治验

萧俊逸

我乡同宗重臣之媳，年二十余。

民十九，避难吉城，秋初患感冒。

因医治不得法，以致淹缠月余，病症日剧，形同骨立，卧床不能起。

昼则微寒，夜则发热，五更时盗汗，胸脘满闷，时作噫声，全不思食。

即强食少许，则终日觉食梗于胸中而作痛。

治经多医，均以寒热、胸满认作小柴胡证。

处方均不外小柴胡加减，病日以剧，因就予治。

诊其脉细数结涩，脉症互参，因语重翁曰："令媳所现各症，乃胸膈中有瘀血为崇。医投小柴胡加减，宜其不得效也。据予处治，必以破瘀为主。"

重翁曰："久病之躯，虚弱已极，奚能胜此破瘀之药？"

余曰："瘀血乃此病之实邪，实邪当锄去之。盖邪去正复，何虑虚为？苟再因循坐误，则正气愈极。此时虽欲去邪，而体不胜药，无能为也。今正气虽衰，尚能胜药，盍早图之。"

重翁闻言，乃唯唯称是。因为详处一方，用桃仁三钱（研如泥），红花二钱，五灵脂三钱，乌药一钱半，香附一钱半，归尾三钱，川芎一钱，土鳖二钱，枳实二钱，川连一钱，蛤粉三钱，柴胡三钱。

服二剂，盗汗已止；三剂，寒热减半，膈舒思食。

后将原方出入加减，服至八剂，诸症全除，竟不再服药，健啖而康。

俊按：若是之症，女界为多。

每因医者不识病源，以致诊断不确，妄投药饵，夭折甚多。

其幸而迁延得愈者，其后亦必入于骨蒸痨瘵之途，良可慨也！

内科性外科证

萧俊逸

刘君辉卿，年近五旬，素体阴虚。

去岁孟春，左腿伏兔处，疼痛彻骨，肤色不变，亦不红肿。

入夜，则左足外臁之筋亦掣痛难忍，通宵不得寐。

昼则疼痛大减，因此食不振，形容枯瘦。

延予治。

诊其脉细数而弦，予曰："此阴血大亏，筋失所养，是以夜剧昼轻，痛而不肿。此乃内科性外科症。若以外科套方施治，必发痘毒不救，或枯痿而成废人。宜重浊纯阴之品以育阴柔筋，庶克有效。"

方用：生地、熟地、鳖甲各一两，龟板二两，阿胶三钱，北沙参三钱，白芍五钱，龙胆草一钱，川连八分，陈皮八分。

连进八剂，竟得痊愈。

当余处方之后，人咸谓如此大剂纯阴之品，恐非所宜。

莫如延外科专家施治，以免偾事。

但刘君平日笃信于予，不为人言所惑，是以守服八剂而痊愈。

后为定滋阴补肾丸方，制服二料，颜泽体健，有胜于昔。

本汗剂而能不汗，非吐剂而能致吐

罗瓒

天下事有至微至妙之理，发于愚夫愚妇之中，而为所不及知者。

此则民间疗法之可贵，而单方治病之弥足珍也。

已有澄溪罗丰茂者，余之族兄也。

其妻年六十余，清癯羸瘦。

于本年一月二十一日之夕，感冒风寒，势渐沉重。

翌晨，倩余往诊，则已人事不省，神识昏迷，咳嗽气促，喉中痰鸣矣。

余诊其脉，沉迟而弱；验其苔，白滑而腻。

踌躇再四，始为拟方，用云苓、法夏、广皮、远志、菖蒲各三钱，紫苏、香附、熟附、炮姜、枳实各二钱，苍术一钱五分，灸草一钱。

服一剂后，汗出表解，神识已清，声音已出。唯喉中痰声辘辘，呼吸喘促不已。

乃于原方加降气之药，而喘不少减；增止嗽之品，而痰声如故。

辗转思维，莫得其解。

于是丰茂屡言曰："曩者闻诸老医言，麻黄配白蜜，治痰喘神效。曷以试之？"

予弗许，恐其年老不胜也。

丰茂固以请，且谓："十倍白蜜而麻黄一之，又奚害？"

予诺之。乃购麻黄一钱五分，白蜜一两五钱。

先将麻黄五分煮沸，去上沫，再煎，去滓，入白蜜五钱，搅匀而服之。

移时，吐出痰涎甚多，喘息稍定，而亦无汗焉。

至晚，又服之，明朝亦然。

凡三服而药尽，而喘息痰鸣诸症悉除矣。

余异之，遂潜心而研究焉，乃恍而悟曰：嗟乎！我知之矣。

夫麻黄之性散也，非以其味辛乎其能开毛窍而发汗也，非以其中空而象腠理乎？故推其味辛之功，则上可以散瞳；推其开窍之用，则下可以利尿。（见《化学实验新本草·麻黄条》内）

夫窍且可散，而谓痰不能散乎？尿且可利，而谓喉不能利乎？

且夫肺气通于喉，喉者，候气之出入也。咳出于肺，肺者，生痰之源本也。麻黄唯辛能散肺，温能利气，中空能开结，性审能豁痰。故喘息痰鸣之症，得之鲜不除者。为是以《本经》主治上气咳逆，而徐灵胎谓其深入积痰凝血之中也。

加以白蜜秉花木之精英，为中和之补品。两者并投，有攻补兼施之妙，故能有利无弊焉。

乃后人仅以麻黄为汗剂而戒之，抑陋矣！即彼西医所称为治喘圣药爱弗特灵者，又何非由麻黄提炼而出哉！

虽然，麻黄汗剂也，而有时乎不汗；非吐剂也，而有时乎为吐者，何耶？

盖同一药也，而配合各殊；同一治也，而病灶或异。

麻黄所以不汗者，非其性则然也，以配有十倍之白蜜，以监其发表之力，而专为治喉之用耳。

所以能吐者，以病在上焦，欲从上达，得麻黄之轻升透达，遂其涌吐上行之势，乃一哇而出。反之，麻黄而不配白蜜，则必发汗；病灶而不在上焦，则必不吐。此自然之理也。

考药肆亦有蜜制麻黄者，余未经试验，未知其效奚若。

然以鄙意测之，发表当逊于未制者，其治里之功，或不逮此，且难保其不汗也。

由是观之，民间疗法，单方治疾，且有高出乎普通方剂之上也，庸可忽乎！

爰泚笔而识之。

肝苦急，急食甘以缓之

许勤勋

邵左，操镂为业。

戊辰八月，因家道落迫，膹郁之极。

途思腹疾，乃恃力卖勇，工作弗辍。

本年春，诊脉弦硬，予用柔肝和营未效。

就诊于吴某，用川楝子、延胡索、蔻仁、木香、青皮、枳壳，伐肝破气。

予固知其矛盾也。

又更一医，用阿魏消痞丸。

服后便泻数行，杂药乱投，胃口伤残，疢痛爬挖，惨不忍观。

彼遂谓中医之无能，拟延请西医诊之。

西医用止痛剂，诊治旬余，仍复尔尔。

逼不得已，吞烟膏聊止其痛，冀希苟延而已。

一日，又思予治。

予悟治肝妙论，无有过于《内经》者。

《内经》云："肝苦急，急食甘以缓之；肝欲辛，急食辛以散之，以辛补之，酸收之。"

于是用小建中汤去饴糖，加茯神、远志、蒺藜、香附、竹茹、陈皮、代代花之属。

一剂而胃纳开，再剂而腹痛除。

谁料一波未平，一波又起。

肝郁之极，复投前药，仍归无效。

彼时形瘦骨立，语声轻微，偶闭声泣，惕惕不安。

用紫石英、炒白术、丹参、霞天胶、香附、当归、杞子、桑寄生等，初服甚效，旋复如故。

徒呼负负，为备后事。

嗣因大便不通，服燕医生补丸，泻下积粪，臭秽异常，而捻衣报空，此元气涣散之候。

用独参汤支持数日而卒。

查是症经过，可疑之点颇多。癥属血而坚积，瘕属气而散聚。今痛作则有形如镰，痛止则杳无踪迹，其为瘕非癥，固无疑义。将谓肝癌耶？则前药例不相投。

然前药投矣，而无效果者何？毋乃被烟膏所牵累乎？又一疑问。

甚矣，好道之难言也！

水湿遏于太阳之表，阴寒乘于厥阴之里

许勤勋

病有寒热虚实，治有温凉补泻，古人言之屡矣。然立言易，而实践难。

邑西有某甲者，生活艰苦，无力延医。

予怜其窘，乃往诊之。

病之现状：面目微黄，头部汗淋，齐颈而还，肢冷脉伏，渴欲饮冷，反复颠倒，确似烦躁。

此水湿遏于太阳之表，阴寒乘于厥阴之里。寒湿侵淫，阳气颓唐。发表温中，是为要图。

彼时亲邻广集，谓时当炎夏，暑热沸腾，辛温之药恐不中用。

殊不知病有真假，治有反正。此症唇舌淡白，小便清长，的系虚寒之候。果有实热，唇舌必焦而燥，小便或短或赤。

有诸内而形诸外，事理之趋势必然也。

为用豆豉、黑栀、省头草、半夏、茯苓、川朴、桔梗、吴萸、炮姜、炒银花之属。

服后周身微汗，吐痰碗许，烦躁渴止，诸症悉除。

唯睡中兜起，自能行走，恐非佳兆。

乃于前方去豆豉、黑栀、吴萸、炮姜、银花，加贝母、苏子、茅根、缩砂、茵陈、车前子等。

虽逾险岭，未涉坦途。暴食除中，脱在顷刻。

后侦得某于病中，谓曾经遗滑。

予悔不用桂枝龙骨牡蛎汤而遽入车前、茵陈。

功亏一篑，良深惋惜。

爰特志之，以为一般滥竽者戒。

不识症几送乡童入黄泉，遇救星施助羚羊得更生

姚肃吾

葡萄疫，本为不常见之症。余前肄业汪师处，曾见十余次，及前在本邑河下公济施药局担任诊务时，亦会见四五次。余客游沭东数载，未尝一见。在民国十五年春季间，始见三四焉。

一日，出诊西乡万圩葛府。治病之余，与三四乡友闲谈葡萄疫症之现状。

比时，有前庄一姓葛者在坐，伊忽惊讶云："我庄上，有庄户张姓家

之小孩，其症情相仿，或者即是此症。"

余略谈片刻，即乘东返寓。

不料，离该圩方里许，忽有人呼喊："请先生暂止，有要言相商。"

来者即所谈张姓孩之父，叩头求治，云："小儿命在垂危，务求一诊，或可回生。"

遂同往前庄，诊视病孩。

遍身温热，胸膺有青紫斑点，四肢较多，大小不一，其形颇似紫葡萄状。

神情稍觉昏愦，舌尖亦有紫点二三，时时流血。

唇焦，口味恶臭，有时烦躁不宁。

余断曰："葡萄疫症是也。"

病家云："前请痘科先生看过，均云紫痘系不治之症，故举家哀泣。"

遂问余："先生识此症，可有治法否？"

余云："《外科金鉴》本有治法，其奈不识而妄断者何？是症亦属危险，早则有救，迟则热毒内攻，无法救治。但内服药非羚羊角散弗能见效。羚羊价昂，恐你家不易吃耳。"

幸得圩内葛君答言："我家有羚羊一枝，尖已用去。"

余云："尖去无碍，羚羊傍亦大有功。"

遂开羚羊角散加味，连进三帖后，热退血止。

又进一剂，紫斑亦见淡。

最后，使其取鲜生地、白芦根代茶饮之，以清其余毒。

遂逐渐增进饮食，得庆更生。

患吐泻症，气息奄奄

谢安之

申某之子，年仅十龄，患吐泻症。延医服药，病反增剧。

其父闻余名，邀往诊之。

见两脉弦细，口干唇焦，面色如土，得水即吐，大便日夜数十行，气息奄奄，已备后事矣。

诊毕不肯拟方，其父母坚请之，以作孤注之一击。

遂书半夏泻心汤，令如法煮服而去。

翌其父突来，谓其子服药有效，泄泻已止，精神稍好。

复往诊之，见仍有呕吐，得水即安，唯口干舌光，津不上潮，手足已温，饮食渐进。

投旋覆代赭石汤合黄连阿胶汤，服一剂尽。

次日各症俱平，随以四君子汤加味，以善其后。

治烂喉痧获愈之经过

王锡光

薛某侄女珠子，为鲍庄王姓之童养媳。

今年夏间，初起发寒热，入夜烦躁，上身痧点隐隐，继而喉中肿痛。

与溱潼徐君幼光治之，内服为银翘散加减。

用药并未错误，奈病重药轻，表汗未出，而烦躁益甚。

夫家迎伊叔至其家视之，乃伊叔因其烦热，遽用黄连增液两剂，复用三黄丸下之。

痧点隐而喉中肿痛益甚，热势尤加，食不能入矣。

伊叔挈病人归宁，延予诊。

其两寸皆浮大，余部数动，苔色白腻，语声低微，热烦不寐。

启视喉中白腐已满，两边沿烂，延及蒂中。

询其所苦，只摇头泪落。

予揣脉论症，知其上焦表证未罢，先用药令其出汗后，继用黄溪先生清肺饮治之。

烦退热减，得卧能食。

第二日复诊，脉两寸及数动渐宁，自言各恙皆退，唯觉喉间犹痛甚，身体倦极。

予闻之，代为庆幸。

内服单用清肺饮，吹药用锡类散，重加犀黄吹入，其痛立止。

第三日，仍用前药，白腐渐小，烂处良肉渐生。

不数日，一路顺境而愈。

桃仁承气汤牙痛治验
沈仲圭

余因遵行"小便时紧咬牙关"之法，不患牙痛者十数载于兹矣。

近因左上小臼齿蛀蚀成孔，神经暴露，一受冷热刺激，痛楚随作，绵绵不绝，困苦异常。驯致牙浮而长，龈肿而胀。

时民廿一年九月三十日也。

方拟投药，同事沈君见之，谓龙胆草、细辛、防风、白芷四味等分，另加花椒少许，煎汤待冷，含漱，治一切牙痛，无不效。

余如法外治，次日肿益甚。

亟自疏方，用生石膏五钱，生地八钱，麦冬、牛膝、板蓝根各三钱（按即玉女煎加减）。

余用成方，不喜改易药品。

及门萧熙谓板蓝根善消口腔炎肿，乃去知母而加此。

二日服许半龙先生方。

荆芥钱半，桑叶三钱，薄荷一钱，鲜生地四钱，芦根一两，丹皮二钱，黄芩钱半，黑栀二钱，连翘三钱，生石膏四钱。

三日服自拟方。

三七钱半，鲜生地五钱，元参、白茅根各三钱。

四日服沈啸谷先生方（安南桂心六分，元参、麦冬、天冬、牛膝各三钱，知母二钱）。

三方服后，诸症均退，唯龈肉犹肿，盖内已化脓，非藉刀圭之力不能去也。

乃诣谢筠寿医师诊所开刀，脓出肿平，而时有淡黄色脓水渗漏不已。

月既望，龈肿又发于左，上大臼齿左颊亦肿大。

自服桃仁承气汤。

桃仁钱半，白芍二钱半，归身三钱，元明粉钱半，制军八分，丹皮钱半）。一剂肿消大半，二剂而平。（次方归、芍、丹皮之药量减轻）

按《张氏医通》云：齿数年不愈，当作阳明蓄血治。桃核承气为细末，炼蜜丸如桐子大服之，好饮者多，此屡服有效。

先哲医话云："齿痛难堪者，宜用桃核承气汤。齿龈疽（按即牙疳之甚者）、骨槽诸种齿痛难堪者，余用之屡有效。"

盖多属血气冲逆故也。

观此，本方之治齿痛龈疽，古人早有经验。

若言药理，硝、黄引起下部充血，使上部血量减少，则炎肿得消。

桃仁主瘀血，桂枝主冲逆，一则化变坏之浊血，一则降冲逆之血气，皆直接作用于病所也。

余所服者，乃《温疫论》之桃仁承气汤，有归、芍、丹皮，无桂枝、甘草，盖较仲景原方为轻一等。（语本《处方学津梁》，本方栗园说：龈肿未成疽者，其力已足也。）

余初病，张生宗璇力劝余服桃核承气汤，云其尊人及介兄牙床肿胀，皆服此汤而愈。是方治是病之神效，余非不知，特恐胃肠衰弱，不胜硝、黄之峻下。

口腔病甫除，大肠炎又起，讵非得不偿失耶。乃消散清降之方，仅

医界春秋（医案）

能稍挫病势，卒以桃仁承气收功。此张生之卓见，远胜余之小心也。

齿痛小恙耳，人人能治之，原不必载诸简册，公于当世。

唯以桃仁承气治牙痛龈肿，为时师所不用，特详记颠末，以备一格。

小儿肺炎之治验报告其一

杨志一

余于本刊，久不作稿。良以医为救人之事业，贵在实事求是。非有心得与实验，何敢妄所论列，致贻空言无补之讥耶。

开场既白，且述正文。

按：肺炎一症，以小儿患之最多，其症名乃近世所习用。

余尝求之于古籍，觉与肺闭症相似。唯其原因与疗法，古人罕有精详之纪载。致使后之学者，无所遵循。苟遇斯症，非谢之以不敏，即书麻杏石甘以塞责。

以是传变迅速，百不一救。坐视无辜小儿，死于非命者，不知凡几矣。噫！如此危症，岂真症属不治乎？抑有治法，无治人乎？此则余所疑惑不能自已者也。

兹者小女金姑，次女玉姑，不幸迭染肺炎。

余苦无经验与良方，以谋应付，乃就诊于徐小圃先生。

先生儿科名手也，先后均以温开之法为治。同时得先生之同意，助以西医注射及外治法。结果相得益彰，沉疴立起，亦云幸矣。

唯此种中西并用办法，余所独创。而肺炎以温药开之，在中医治疗学上言之，可谓绝大贡献。在今日小儿肺炎流行言之，可谓一大救星。

爰秉学术公开之义，特将治验经过情形及其感想，据实分述于后，以供同仁之评判。

其一 小女金姑，年五岁，体甚健旺。

一日晚膳后，咳陡作，时欲呕吐。

彼时以为偶尔伤风停滞，因用薄荷、蝉衣、前胡、杏仁疏其外邪，枳实、鸡金导其积滞。

次日大便已通，吐逆亦止，热亦不甚。

比晚，热势转壮，咳嗽气促，头摇目窜，险象环生，似欲动风。

第三日，乃急延徐小圃先生诊之，断为肺脑同病。其处方如下：

受寒夹滞，呕吐虽止，肌热不为汗解，咳呛痰鸣，气急鼻扇，神蒙目窜。

腑气已行，渴不多饮，舌白腻，脉紧。

肺气闭塞，恐其动风。

水炙麻黄六分，葶苈子八分，白芥子八分，制南星钱半，黄郁金三钱，薤白头钱半，紫菀七分，勾勾三钱，干菖蒲钱半，槟榔三钱，蝎尾二支。

服一剂后，肺部略觉松动，腑行一次，唯神识未清，肌热未退。

其复诊处方如下：

咳呛略畅，气急鼻扇较平，肌热不为汗解，热则烦躁，涕泪尚无，四肢曾冷，舌仍白腻，左脉沉取弦劲。肺气稍宣，厥阴之火横张。

川桂枝六分，羚羊片四分，白芥子八分，制南星钱半，黄郁金三钱，朱茯神五钱，橘红一钱，仙半夏三钱，苦杏仁三钱，干菖蒲钱半，蝎尾二支。

服一剂后，头摇烦躁略觉减轻，而气急鼻扇、神蒙目窜依然如故。

适友人周君来访，见病势沉重，恐专服汤药难于济事，乃以西医臧伯庸先生为荐。

比经诊视，大约热度在摄氏卅八度五，脉搏每分钟一百四十跳，呼吸每分钟达六十四。据其诊断，当属肺脑同炎无疑。

所谓肺炎者，乃肺炎菌侵入肺中，使肺渐硬化，组织窒塞，局部郁血，呼吸中枢调节发生障碍也。

图治尚易为力，唯头摇目窜，脑炎部分，实属可虑。

嗣验大便，知脑炎乃因肠中蛔虫，反射神经中枢所致。

遂分二种步骤进治：肺炎方面，则外用芥末围敷胸背，以刺激血管，再敷安福消肿膏，以消炎势；复注射「握姆纳丁」一四西西[1]以退热，及补偿体内耗去之蛋白质。

脑炎方面，则内服山道年，以杀虫积；又服荻加令、可拉明及几阿苏，以强心治咳；行肛门注射，以通大便。

如此者凡三次，热度脉搏始渐复原状，呼吸咳嗽亦渐平顺。

最后大便出蛔虫一条，自此以后，头摇目窜，不复见矣。

此小女第一次肺炎治验经过情形之大略也。（附注：时在去年六月间）

【按】余纯以学者态度，将该病经过情形，忠实记述，毫无中西门户之见。平心而论，西医诊治，确有可采之处。截长补短，诚今日中医界切要之图。其中尤有三点，足供研讨：

臧氏所说肺炎病理，责在肺组织窒塞，局部郁血，与徐氏肺气闭塞之说不谋而合。而一则用芥末刺激血管，一则用芥子、郁金开宣肺气，其治亦同。

夫小儿急惊（即所谓脑炎），每因肖家食积而发生者，恽氏《保赤新书》中言之颇详。兹臧氏谓肠中蛔虫，反射神经中枢，亦能发现脑炎症状，可谓更进一层矣。

臧氏所谓肺炎菌传入肺中，固为肺炎原因之一，而体力与气候亦不无关系。如商务印书馆新出版之《肺炎》一书，有云：健康体之肺细胞，有杀菌作用，可将吸入肺炎菌扑灭。但缺乏该作用时，即感染而成肺炎。冬天温度激变，肺表面常受寒冷，易减少抵抗力，而失其杀菌作用，故多肺炎。其说极是。

---

① 西西：毫升写作 cc，近音为西西。

小儿肺炎之治验报告其二

杨志一

小女自六月间患肺病后，体气未复，抵抗力弱，又受冬令气候激变之影响，以致重染肺炎。

症势危急，更甚于前。

初则呕吐，并无寒热，咳呛不畅，渴不多饮。

继而气急鼻扇，与前相若，唯脑症状态未见。

即由徐氏诊之。其处方如下：

寒风客肺，肺气欲闭。肌热不壮，咳呛痰鸣，气急鼻扇，得饮则呕，舌腻，脉濡数。

治以温开：生麻黄六分，川桂枝五分，淡干姜七分，葶苈子八分，白芥子八分，白杏仁三钱，黄郁金三钱，薤白头钱半，仙夏三钱，橘皮一钱，天将壳四只（包）。

服药之前，先以生姜汁擦其舌，可止呕吐。

服药后，稍稍得汗，咳呛略松，而表阳转虚，肢冷脉微，睡则露睛，虚弱之象，显然可见。

是晚，遂延臧氏诊之。

据彼意见，亦深以脉息细微、心脏虚弱为虑。乃注射樟脑油，并内服获加令、可拉明，汲汲以强心为先。

即芥末此时亦不敢用，恐其刺激太甚，促心脏之虚脱也。并谓如能每三小时注射强心针一次，尤为妥善。

奈余不擅针法，无已，星夜烦老友余不平君充其役。

待黎明后，神色稍佳，四肢略温，脉息仍未起色。

余固知病势至此，非附桂回阳不可。仓卒间若不能决，因再就徐氏诊之。

其处方如下：

肺气已宣，气阳不足，舌润，脉软。

再以温化：乌附块三钱，竹节白附八分，川桂枝一钱，淡干姜一钱，白芥子八分，白杏仁三钱，姜半夏三钱，橘红一钱，紫菀七分，生苍术三钱，炙百部钱半。

服三剂后，元阳渐复，四肢温，脉息起，涕泪俱有，咳呛未平。

因照原方去紫菀、杏仁，加五味子四分，炙细辛四分。

服三剂，诸恙始渐就痊。

此小女于去冬重染肺炎之经过情形也。

【按】西医因其脉微，断为心脏虚弱，汲汲以樟脑强心为先务；中医因其脉微，断为阳气不足，汲汲以附桂回阳为要图。

其理同，其治亦同。急则治标，缓则治本，二者诚宜相助为理，以造福于人群。何今日中西医界之不兼容，一至于此耶？

余因小女之病，有感及斯。

小儿肺炎之治验报告其三

杨志一

次女玉姑，因隔离不慎，致染肺炎。

起病之初，不过身热咳呛，病在表分。

余即用麻黄、杏仁、郁金、半夏、陈皮、生姜等解表宣肺之品，以为一汗可愈。

讵服药后，虽微得汗，肌热不解。

日晡，而气急痰鸣，神蒙露睛，逆象毕现。

传变之速，出人意外。

自知对于儿科，经验浅薄。

翌晨，即就诊于徐氏。

彼见余方，谓极对症，唯分量太轻耳。其处方如下：

风邪客肺，肺气闭塞。

肌热得汗，咳呛痰鸣，气急鼻扇，神蒙惊惕，舌白腻，脉滑数。

拟以温开：生麻黄六分，活磁石一两，葶苈子八分，白芥子八分，黄郁金三钱，薤白头钱半，制南星钱半，紫菀七分，仙夏三钱，橘红一钱，天将壳四只（包），干菖蒲七分。

服药后，汗亦未畅，而惊惕稍定。

一方仍由臧氏注射"握姆纳丁"，及外用芥末与安福消肿膏。

自朝至暮，症势无大进退，热度亦无起伏。

第三日晨，徐氏复诊处方如下：

肺气略宣，脉有紧象，再以温开，参以息肝。

生麻黄八分，活磁石一两，葶苈子八分，白芥子八分，黄郁金三钱，白杏仁三钱，薤白头钱半，紫菀七分，橘红一钱，炒天虫三钱，干菖蒲七分，天将壳四只，生姜二钱。

上方加重麻黄分量，旨在开肺。

唯服药后，汗仍不多，热反增高（在摄氏达卅九度零五）。

惊惕虽止，睡则露睛，咳呛稍松，呼吸仍促。

下午经臧氏诊视，断为病中必经之过程，无大妨碍。除敷膏外，并注射前药，达六西西。

至第四日，热度大减，呼吸平顺，神识亦清，仅日晡稍有余热。

嗣服下方二剂，始竟全功。

肺气已宣，气阳不足，风邪留恋，日晡肌热，舌薄白，脉软。

治以疏和：川桂枝八分，竹节白附八分，白芥子八分，白杏仁三钱，黄郁金三钱，制南星钱半，仙夏三钱，橘红一钱，紫菀七分，天将壳四只，炙百部钱半。

余述本篇毕，再将感想所及，略记一二。

历观徐氏处方，固从古方如青州白丸子、小青龙汤、麻黄附子细辛汤中化出。

但其运用温开之法，始终一贯，非有真知灼见，曷克臻此。

肺炎为急性传染病，传变极速，苟不及早图治，或治而失当，往往陷于不救。病家于此，不可不慎之于始也。

时医治肺炎，每喜用麻杏石甘汤，或麻黄扎入芦根管内，结果多不良。余尝百思不解其故。继而见恽氏"杂病讲义"中，论及此症，觉其入理之深，辨证之精，得未曾有；且与徐氏温开之旨深合无间。更可知时医所以不善治肺炎，盖误于风温与肺炎之不分耳。爰录如后，以实吾篇。

急性肺炎病，初起病证，亦复相同。其与风温证异者：风温多属胃热，而急性肺炎多属肺寒。

吾所以为此言者，非从西医书研究而得，乃从病症及药效研究而得。

风温初起，即见舌绛唇红燥，以凉胃之药与解肌发表药并用，其效如响，故云胃热。急性肺炎初起，却舌润，以温药治之可以曲突徙薪，故云肺寒。

又两种病之变化，亦复不同。

风温者，伤寒系热病也，其传变与伤寒同。急性肺炎，则从肺之支气管而入肺络。继见郁血脑病，其势甚捷，可以自始至终不见阳明证。

故是别一种病，不能与风温并为一谈。

治急性肺炎，当以麻桂为主，有时当用小青龙。

此外感咳嗽之大较也（完）。

针药并施治愈鹤膝风

牧挺芳

药无论乎贵贱，愈病者良。

术无分乎中西，奏效者妙。

今之所谓意气从事之中西也，无论术之精良，病之效否，均不之顾。

本年一月，本邑陈万春药铺东陈少庭君，年达知命。左膝盖肿大倍莅，延中西医多人诊治数日，效果毫无。然皆束手，听命于天。

尔时余适任保卫团总之职，冬防吃繁，术难分身。经该铺少东一再哀恳，情不可却，即往该铺。

见患者骨瘦如柴，唯左膝及腿独肿如瓮，惨号之声，不忍听闻。

余即以外科手术，按捺患处，知未成脓。

初则加减仙方活命饮、败毒流气饮等剂，以治其内。针灸阳陵泉、阴陵泉、膝眼等穴，以治其外。

施术两日，略见转松。

转念针灸原理，以泄为补，痛楚数日，饮食既不能进，元气所伤无可讳言。

继则改服补中益气汤，及独参汤。

除针灸以上等穴外，又加针三阴交、悬钟、商丘、丘墟等穴以治其标。

将及旬日，痛楚大减，肿亦消去三分之二。

陈君坚恳根治，余难却之，即逐日针灼以上各穴，轮流更换，补泄兼施。

仍以补中益气、独参等汤以补针灸所不逮。

二旬未及，可按床而起矣，扶杖可行矣。

设非针又继之以药，其效验当无如是其速矣。

产后昏晕验案

马冠群

如皋车马湖区本镇镇长吴彦如先生之室,于九月初二日产后忽然昏晕,不省人事。

适余出诊远方未归。

先延某医诊治,用醋熏鼻法。

人事略清,然二目倏不见人。

心内烦躁,在床乱跳乱舞,势若发狂。

值余归即蒙急足召诊。

余诊毕谓之曰:此乃产后营阴下夺所致耳。盖尊阃素体肝阴不足,肝阳有余,况新产则肝阴益亏。夫肝开窍于目,经谓"目得血而能视",今新产血少,肝木失养,故目不见人。阴阳水不济火,故心内烦躁也。安能因其产后而畏补之耶?

因疏方用阿胶五钱,牡蛎五钱,童便一杯滋阴潜阳,当归二钱,泽兰三钱活血行瘀。

且新产之后,恐阿胶、牡蛎过嫌腻滞,佐当归,泽兰则无腻滞之弊,朱茯神三钱安神宁心以定烦扰。

此方服后约一小时,烦扰即定,而目复明矣。

【著者按】余能治愈此症，乃得力于张山雷先生《妇科辑要》。张氏学问渊博，经验宏富。余若未读该书，恐对于此症不知如何措手矣。且张氏所著各书议论皆平稳精确，绝无糢糊影响之弊。爱志数语，以证张氏医书之可贵，并告我辈后学读书而不知选择者。

产后误服生化汤毙命记

王吟竹

敝县第五区张姓妇，年约廿余，体素瘦弱。

于客冬临盆，产一男孩。

唯饮食减少，头目晕眩，精神疲倦，别无所苦。

该妇体既瘦弱，加之新产、气血空虚、头晕纳少等，均为必现之症。

此时可稍进补益之剂，则虚者复，而病若失矣（不药亦可愈，只须静养）。

继有邻居某老妪，忽来伊家闲坐。

且告该妇曰：余家旧藏验方一则，统治产后百病。无病服之，并能益寿延年。

又曰：此方乃余家祖传，秘而不授者也。汝需给我药资两元，则我归家将方煎好送君服食。

产妇闻之喜甚，信如所请。

服汤后，约二时许，不意腹中疞痛异常，似欲小溲状。随属家人扶之登圊。少顷，阴户出血不止，色鲜红微紫，如射血出尿道状。

伊夫睹状大骇，当急来业师刘善仿微室。

延师往诊，师因其病情危笃，随往（病者寓地，距离业师医室约二里余地）。

　　至则该妇业已昏厥，人事不省，唯气息奄奄耳。

　　按脉已无，舌干红破裂，面色苍白。

　　告师以上原因。

　　师断为误服热药攻破所致，症属危险极点，宗急则治标之说。

　　勉拟引血归经，佐以凉血，希救于有万一耳。

　　药味：参、芪、术、草、远志、枣仁、龙眼肉、归、地、芍、胶
之类。

　　无奈出血过多，虽有灵芝，亦难济世。延至第二日早，病妇与世长
别矣。呜呼哀哉？斯人也，岂其宜死于非命欤。

　　举家悲痛万状，心殊不甘，遂向老妪交涉，因此大开谈判。

　　双方正在纠缠不已之时，幸该乡乡长及士绅等出为调解。

　　结果命老妪将方拿出（方系生化汤全方，不加不减）。

　　以后不许再有待价等情，并属购买箔烛等，亲往死者灵前吊叩。

　　于是一场风波，始告结束云云。

　　随笔及此，不觉尤有言焉。

　　此老妪愚蠢人也，强召此大祸，情尤可原。

　　奈何今之一般华医，往往亦蹈此弊，以生化汤为产后唯一之圣药，
不审寒热，不别虚实，一概妄以生化成方投之，杀人不知凡几矣，殆犹
有甚焉者。

　　我乡药铺将此方撮合现成，谓之官方药，统治产后一切病症，更觉
可笑。

　　夫名为生化，未必真能有益而无损者，殊不知生化汤为温通祛瘀之
方。若施于产后停瘀、腹痛、实塞之躯尤可。否则误投于虚热之体，是
犹水沸加薪，更益其火，其不酿成大病者几希。

　　或谓产后预破血之剂，可免百病。是犹未见太阳之证，而先服麻桂

也，天下宁有是理耶？

且生化汤中用桃仁之苦甘破血、川芎之温经行血、当归之辛窜、干姜之温中气烈，更有益母草辛苦攻瘀破血之品。（《本经》称其能辛散滑利，全无补益，勿以其有益母之名而滥用之，恶毒疔疮等，可捣烂敷而散之）。观以上所云，则知益母草之功用长于攻血外治矣，并非益母之名，真能有益于母也。

昔朱丹溪云：产后当大补气血，即有杂病，从末治之。又谓产后一切病，多是血虚，不可发表。

若谓产后不可发表，仲圣本有亡血家禁汗之例。盖汗之则痉也，产后气血诚虚，不可不补。

然杂症置之不问，则亦不可。总之治产后病，以调补气血为主。若有某种兼病，则加某种药治之。必也审病精确，目中清楚，指下清楚，笔下再清楚，治产后之能事毕矣。万不可固执祛瘀之说，而一概妄施以单纯克伐攻破之剂。

观乎仲圣产后病，太阳用阳旦汤，阳明用承气，少阳用柴胡汤，太阴用羊肉汤，少阴用枳实芍药散，厥阴用下瘀汤。上焦用竹叶汤，中焦用竹皮大丸，下焦用甘草阿胶汤。

病症不同，治法各殊可见产后治法。当分寒热、虚实、表里、阴阳也，谁曰以生化汤之套方而为产后必服之药哉。

逆痘之空仓无脓

王玉玲

姜堰保婴局于民二十时，由水灾收容所移送一无家可归之贫儿。

年约十八九，口暗。

该局董事怜其贫苦而收养之。

次年三月间，患寒热头痛，骨节疼痛，神志昏糊，呕吐喷嚏，绝类伤寒。

讵发热五日，忽见周身满布痘疮，稠密如痧，毫无空隙，关节间尤攒簇不分根脚，烦躁殊甚。

局中人见状大骇，急邀予诊。

予告以此症已犯三逆。

痘点一齐涌出，一也。

攒簇不分根脚，二也。

神志瞀乱，内症殊重，三也。

辞不治，局中人以勉力救治于予。予悯其苦，遂疏败毒和中散与之。

二服后，神志渐宁，昏谵若失，且能饮食。

痘之根脚，亦已放阔。

但色变灰白，全无红晕。

痘顶中陷，空仓无脓。

空仓无脓，乃由气血未交，痘毒未化，而痘色灰白，又为阳气式微，虚寒之候。若不急予重剂温补，使元阳复振，气血化毒成浆，则毒气内攻，陷变在即，危险何堪设想。

温补之法，以聂氏参归鹿茸汤为最佳。奈鹿茸价昂，杂于措办。遂为之另筹妥法，以《千金》内托散代之。

连服五剂，气足神完，饮食大增。

唯始终未曾封眼。

头面等部，稍稍贯浆，约有三五分。

余则空壳无脓。

嗣患者窃以手将痘壳逐一撕去，毫无痛苦，亦无脓水。

再以内托散加减调补气血而愈。

【按】此症自始至终，现状无不犯逆。而克保全生命者，无他，服败毒和中散后，内症全除，而又能饮食故也。空仓无脓，乃毒壅肌肉，未得尽达于皮肤。气血虽未交会，颇中气充实，其毒不能反攻于内。内脏清宁，死神自远矣。

松江沈明先生曰：形色变迁，由于内症。故外症虽轻，内则神气昏乱，睡卧不安。饮食不入，夹症叠出，定将生变。

盖因痘毒停留脏腑，扰乎神气。故痘标虽轻，其毒不能尽泄于外，则将反攻于内矣。

若其外症虽重，内则神气清爽，睡卧安宁，此则毒已出于脏腑，或为郁热不疏，或为风寒外袭，致毒停留肌肉之间，不能尽达于标。

故痘或不起胀，或不成浆，或气血未交而毒不化。以药攻之，必能复振。

由此观之，形之与色，乌足恃哉。故知神与气痘之本也，形与色痘之标也。

善治者必求其本，本治而末自从之矣。

食积蕴热发搐

王玉玲

姜堰南街顾野鹤之女公子，年六岁。

夏间曾患吐泻，经予治愈。

病后饮食不慎，兼夹余热内伏。

七月初，忽患身热、头痛、胸闷。

以为偶感外邪，不之理也。

越一日，热愈高。

午后二时，陡然发搐。

搐时手足螺心先瘪，面色苍白，目呆、唇青额汗，烦躁不宁。

伊家睹状骇甚，急召予诊。

至则先令鼻取嚏，继使娴于推痉手术之老妪微推以通络滞。

逾时神色渐苏，肢搐亦止。

搐止后，手足螺心随时凸起。

细按脉象，两手均形滑数。

舌不红，苔薄腻，微渴，大便通而不畅，泄黄纳减，腹胀微痛。

予断为食积蕴热、壅塞胃脘。邪热不得下泄，遂上熏于脑，横滞于络，故暴急发搐。

手指足趾俱为孙络所过之地。经脉发生痉挛，周身络脉无有不牵及者。

此螺心之所以搐来则瘪，搐止则凸，而腹痛亦为腹筋拘急也。

譬犹树然，撼摇其干，而上下枝叶，未有不全动者。此理甚明，可以互勘。

遂为处栀、芩、翘、荷、蒌、枳、天麻、钩藤、益元、竹叶等药清凉泄热，并嘱卧于流通空气处，免受热闷。

次日午前复诊，据述服药后，仍发搐两次，但搐势较前微轻。

余症虽在，亦较前略减。

脉仍滑数有力，壮热烦躁。

按腹似稍搏指，大便仍通。

予思清凉退热息风等，如以水沃汤，立时止沸，瞬即依旧蒸腾。若用之于积热不盛者，可以一蹴而就。此则食因热积，热借风腾，胃脘阻塞不通，非扬汤止沸之药所能获效。

故搐搦旋止旋发，必也推其本源。究其治法，当速撤胃中食积。食积一去，则胃内空旷，气机枢转自如，而热邪即无所依据，曩之上升旁达者，亦必随食积而下行。积热既去，风何由生？犹釜底抽薪，不待水沃，而釜自冷矣。

亟为拟东垣凉膈散全方：焦山栀钱半，黄芩钱半，连翘三钱，薄荷一钱，生甘草八分，川锦纹三钱（冷开水泡绞汁），元明粉三钱，全冲服。

另加竹叶卷心二钱，煎汤代水。

午后三时，头煎分二次服完，二煎嘱留夜间再服。

讵至七时许，病孩腹中响痛，窘迫欲便。

佣人扶坐圊上，大便狂泻不止，汗出如浆，所便均系焦黄黏浊夹水。

伊家不知好坏，正惶惧间。

适所亲某来，路询经过，大讶，郑重谓伊家人曰：日前某妇，亦因罹温病，轻听医言，妄施攻下，硝、黄下咽，寿命随倾，惨哉！言时殊有愤色。

继曰：头煎既服，莫可如何。殷鉴不远，补牢犹及。宜速停服二煎，以免内陷偾事。伊见言之凿凿，毫不迟疑，立将二煎弃去。

唯病孩便后，积垢去而未净。

虽搐止神清，热终未得全退。

仍续用微利药数剂，获便畅通始安。

【按】搐、牵掣也。手足瘛，谓之发搐。发搐者，病之症状也。钱仲阳以症状为病名，有伤风发搐、伤食发搐、百日发搐、惊痫发搐之别。此治病必求其本之旨也。

予于顾女之症，诊察受病之原。既非钱氏所谓伤风发搐，又与伤食发搐稍异。究其病因，确断为食积蕴热发搐。

既曰食积，理宜攻下。既曰蕴热，理宜清凉，遂师东垣凉膈法兼并顾而重用攻积，因食积一去，邪热必随之下泄，胃中空旷，气机升降如常，即脑中蕴热，亦必渐降渐淡，终消灭于无形。

否则专用清药，邪热纵可降低，而胃中滞阻，绝难通过。热积交并，互助为虐，牵延时日，变幻莫测矣。

但社会对于医药认识者少，往往少见多怪。而吾道又不求深造，临证处方，不免疏忽，遂贻人口实，失去社会信赖，殊深浩叹。

是后以予认证之真，病家信仰之深，处方用药，乃得指挥如意，克奏肤功。

然犹有倡议停服二煎之事。非然者，药虽对症，不使下咽，亦徒费一番心力。

甚矣，治病之难也！

急惊治验记

罗瓒

欧阳城图者，吉安（住西街马草巷）利记米号之店主也。

有子舜臣，年方十龄，肄业小学。

一日，课毕而归，道经厕所而事闻焉，瞥见一人横掠而过，骇然心惊，抵家即病。

势渐沉重，请人推拿。汗出不解，举家惶惶，莫知所措，时三月九日事也。

适余与弟净琏，联翩抵吉，寓罗鼎泰米号。因走访震铿兄，遂介绍而往诊焉。

余望其色，面青颧赤。

闻其声，气息沉微。

验其苔青灰而滞，切其脉，弦数而紧。

观其证象，势濒危殆。人事不省，心气迷矣；手足抽掣，肝风动矣；便秘溺黄，热邪结矣。

乃蹙然曰："嗟乎，是急惊之重证也。岂易疗哉。"夫以证候而论，全在心、肝、胃三经。心热而炽，则宜导赤散。肝风而扇，则宜泻青丸。胃火炎炎，热灼便结，则宜白虎汤、承气汤以清利之也。

虽然，推拿汗出之后，营卫虚弱之顷，其能胜兹重剂乎？

无已，姑为拟一镇心泻热、平肝息风兼清胃火之剂治之，以祈挽救于万一耳。

遂为处方如下：正朱砂四分吞服，黄连二钱、生西党三钱、黄芩二钱、石菖蒲二钱、钩藤二钱五分、柏子仁二钱、贝母二钱五分、生地黄三钱、白芍三钱五分、木通一钱、生甘草三钱、长灯心三根。

【按】经曰：治病必求其本，谓其致病之原也。

此症之本生于心，而其标在乎肝，至于胃，则不过介乎二者之间而已。

故治心之药多于疗肝，而清热之品倍乎散风也。方用朱砂以镇心、菖蒲以开心、黄连以泻心、柏仁以补心，庶心之邪得以除。而心之神获其安然，再以钩藤息肝风、白芍平肝逆、黄芩清胃火、甘草和胃气，斯三经之邪无不除矣。

然人事不省，非痰迷心窍之征乎？贝母在所必用也。凉泻并投，得毋伤正之虞欤，西党在所必加也。于是再益生地滋水而制火，木通利便而导热，兼入灯心以引之。俾心热之遗于小肠者，得传导于膀胱而出耳。

服药后。颧赤稍减，面青稍褪，苔色薄白，脉象濡数。

上吐食物，下利小便。

其色甚赤，而有热气。药性下行，既利小便，而反吐者，病在上则从而上之，在下则仍以原方加减与之。

讵病家求愈心切，见服第二剂后，只奏微效，未获全功，遂改延某女医者，妄用黑锡丹劫之。

于是如锦添花，如火加油。火借风威，风扇火势，风火交炽，难以救矣。

方是时也，病家见药不对症，反以增剧。遂停药不服，冀其自愈。

迫至三日，述遭困笃，乃复来延诊焉。

余见其面青如蓝，颧赤如赭，目斜上视，口渴引饮，妄言谵语，唇焦鼻干，心部微跳，人事不省。

手心发热，手足抽掣，舌苔黄黑，脉象弦数。

小溲长赤而热，大便干燥而黑。

乃骇然而辞曰：胡竟至于是耶，吾技穷矣，请另延高明也。可乎？

其父泫然曰：天乎？竟莫我佑耶，今既深矣。愿继续医之。其愈，先生之功，不愈，命也。奚尤焉。

余闻而恻然曰：有是哉？谨尽人事，以俟天命，至于成败利钝，非余之所能逆料也。

乃为拟方如下：鲜生地三钱、菖蒲二钱、生西党三钱、白芍二钱、败龟板三钱、牛膝三钱、黄连二钱、生甘草二钱、朱砂三分吞服、龙胆草二钱、知母二钱、酒大黄二钱、当归三钱、双钩藤三钱、黄芩二钱。

按：病灶在心、肝二经，病状为风火交炽，唯口渴引饮为胃热之征耳。其余各症，亦不能出风火之范围也。

手足抽掣，肝胃同病也。唇焦鼻干，脾肺同病也。目斜上视，肝肾同病也。

而面青如蓝，肝风之征。颧赤如赭，心火之兆，心部微跳，人事不省，神明乱矣。

脉数苔黑，溲赤便燥，热势深矣。证象虽有各殊，要皆风火之为患也。

故以菖蒲开心孔，黄连清心火以驱邪，朱砂定心神，当归补心血而养正，益以龟板、生地壮水之主、以制阳光也。

于是以龙胆、钩藤泻肝祛风，白芍、牛膝平肝舒筋，黄芩、知母以清胃火，西党、甘草以扶元气，再用酒大黄而下之，庶胃腑之热从下解矣。

此方服后，溲便均解，小溲长而赤，大便溏而黄，脉象虚弱带数，舌苔中黑起刺。

但谵语稍减，神识稍清，而面青赤等症亦不似前之蓝且赭矣。

遂于原方去龟板、黄芩、黄连、大黄，加石膏，佐知母以清胃火，琥珀辅朱砂而安心神，山药以和胃气，竹叶而解心热焉。

汤药甫下，大见效机。

面青全褪，心部微跳已止。

渐有知觉，频呼头痛。

唇焦鼻干诸症，亦已霍然如失矣。

遂去琥珀、山药、石膏、牛膝，加花粉、石斛以清热生津，香附、川芎以行气止痛，再益莲子以清心热、知柏地黄丸以滋肾水也。

抽掣已愈，目斜已正，苔黑已褪，脉搏已和，神识已清，谵语已止，胃气渐复，能进稀粥。

唯口渴引饮，仍未愈耳。

问之，自言头痛胸胀，手足无力，皆痰结气虚之故也。

夫胃有热则渴，生津则渴止。胸有痰则胀，祛痰则胀消，标本兼治之法也。

遂去龙胆草、双钩藤、白芍、香附、竹叶、莲子、朱砂、石斛，加化橘红以行气，川贝母以祛痰，天麻以补脑散风，厚朴以宽胸消胀。玄参、葛根以生津止渴，百合、牛膝以安神舒筋也。

口渴稍减，津液渐生。

手足麻痹，经脉虚也。腹中阵痛，热邪动也。头痛上虚，胸胀痰实，法宜扶正以驱邪、祛痰而宽胸。

乃去百合、生地，重用厚朴以宽胸，再入香附以行气。加云苓以泄痰，白芍以滋阴，复用延胡索、威灵仙以行血而止痹痛，酒续断、川杜仲以通络而壮筋脉。

头痛既止，胸胀既除，腹疼亦愈，足痹亦轻，大便干黑，小溲清长，心肝之邪，已将罄净。

但胃腑之火尚未除耳，遂去厚朴、云苓、贝母、橘红、白芍、香附、天麻、杜仲、延胡索、威灵仙，加天、麦二冬以清热生津，洋参、龟板以滋阴养神，龙眼、大枣以补脾和胃也。

自是胃热渐清，食量渐进，谨守原方，随证加减。

凡处方十有九，服药二十余剂始告痊愈，唯两脚久不行耳。

兹将最后之方，照录如下：菟丝二钱、参须三钱、归身五钱、沙参三钱、西党五钱、杭芍二钱、牛膝四钱、川芎五钱、山药三钱、甘草三钱、续断三钱、薏仁六钱、大枣十二枚、杜仲三钱。

按：参须、西党以补气，归身、杭芍以滋血。山药、薏仁，除湿补脾；甘草、大枣，和胃益脾；沙参润肺清热，川芎行气活血；续断、杜仲、菟丝、牛膝则壮筋通脉者也。

天下事有不可料者。如斯症之危，吾不自知其能愈否也。洎乎投剂奏效，渐有转机，以为事且易易耳。宁知诸症悉去而脚独弗行哉。

夫欲用黄芪以补气，又恐余邪为患也。欲投鹿筋以壮筋，更虑甘温助热也。且续断、杜仲、菟丝、牛膝等品，均服至数两，而弗效也，是何故哉？

已而思曰：得毋被推拿之故，筋骨松懈也欤。非待其胃气复，筋骨壮，胡能行也。而病者坚不服药，非另外途径不可矣。

乃谓其父母曰：彼不服药，吾有法焉，可用甘草、大枣二味，煎取清汤去滓，即以此汤蒸精肉与食。日日如之，毋少间焉。

夫胃为生化之源，脾为后天之本。久之，脾胃既复，百骸自强，而脚有不能行者乎？

曰：诺。

余嘱已，兴辞而归。

旬日后，抵吉视之，则天真烂漫依然活活泼泼之童子矣。

哭子酿成噎膈治愈之略历
李健颐

平潭土地后乡林阿纽妻，年近花甲，生三男二女。

大者十岁，患温热而殇。

次子八岁，又被狂犬咬毙。

只留第三子二岁，膝下呱呱，哀惨益甚。

西河之悲，情难自已。

因之遂构噎膈之症，胸郁不畅，朝食暮吐，绵延多月，医药无灵。

前月初旬，特来予医室求诊。

脉形滑紧，尺部动数，两颧清亮，印堂油润，便问月经已停几月。

答曰：有五阅月。

予即慰之曰：二令郎玉折，皆由天数。谚云：是我子，打不死——此语实为不错。然达人知命，要不必以已然之事，作无益之悲。且君妻脉中见喜，来春，定占弄璋之庆，明珠在握，亦可借以自宽矣。

林妻闻予一番慰言，面有喜色，胸塞顿消。

予见病者状态悦愉，病堪医治。即拟六郁归脾汤：建神三钱、川芎钱半、制香附二钱、黑山栀二钱、泔苍术一钱、当归身二钱、远志一钱、酸枣仁二钱、茯神二钱、广木香八分、活磁石一两（轧碎先煎）、炙甘草五分。

是夜服药大有奇效。

次日又来复诊。

云：昨服药头煎，未有呕出，继服后渣，胃亦受纳。

先生之药，真有起死回生之功。

乃将原方加怀山药一两、鸡内金二钱运脾补胃，并嘱此方可连服十余剂，兼食猪肚粥。调治月余，病除身健。

然此症亦系精神病之一种，其由忧郁哀苦所酿成者。

今以有胎，则忧郁已先解化，再以药治其病，即能见效。苟其不然，徒藉药之力，则不特病之不起，而反致败胃。胃败病增，二坚即乘机内侵，此必然之势也。

今林妻之病，所能愈者。是在有胎之故。以其能以悲哀化为喜乐，继以药石，故克建功。

谚云：心病，心药医。诚哉斯言也。

鼠疫将脱

李健颐

平潭山仔美村林某子，年八岁。

于一月二十日，由其外祖母家邀回。

至夜阑，忽啼哭不休，自谓腿上纽结刺痛。

到天亮，大热神昏，急延魏医诊治。

该医素无学识，嗜用番泻叶一味，即开小柴胡加泻叶一两，一日服四贴。

甚至大泻欲脱，转筋入腹，一言不语，有千钧一发之危。

急改延余。

观其形容大改，脉散无伦，急令病家将盐汤灌下，以补体中之水分。

一面施用刮法，以回其阳，继用加减解毒活血汤，加川连、黄土水、芦根、蚕沙、淡盐水合煎，频频灌服，以除鼠毒。

至二十四日，泻止热退，即能言语。

后改投甘露饮收功。

举家欣慰莫名，且问："番泻叶之性质为何如？能脱体中水分。"

余曰："大黄功能涤除垢腻，故仲景用治阳明实证。泻叶性质相反，其只能逐水，而不能除垢。所以体中水分缺少者忌。其即因多服泻叶之为害也。苟当时不知此法救治，鲜不殆矣！"

吁！病者之危险，用药只在毫厘之间。偶有差错，生死关头，诚实可惧。为医者岂不战战兢兢乎？

鼠疫误认少阴

李健颐

五福境某妓，一夜，有二盐吏姘宿其家。

调笑言欢，待客殷勤，熬夜成病。

唯觉头颅隐痛，恶寒战栗。胯下赘生二核，左右各一，热痛不堪，肢痹惫困。

有郑医与该妓有暧昧情事，平时多在他楼游玩，见其有病，即为诊治，便断为少阴寒证，与桂枝汤加附子、吴萸温散少阴风寒。

服后，精神清爽，似有减轻。

郑某意为证确少阴中风，前方已中肯綮，胯下之核，认为风气所结。

照前方再服，陡然狂热，口大渴，核大痛，摸空捉影，言语错乱，浑身战栗，畏寒，伏毡，以棉温覆，尚不云暖。

若被褥揭起，则缩颈咬牙，呼风叫冷，不敢少动。

郑医忆《伤寒论》所云"病人身大热，反欲得近衣者，热在皮肤，寒在骨髓"等语，可以为证。然所投桂枝汤加吴萸、附子，既属对证，何以无效？必因分数减轻之弊。

遂心决无疑，将原方加重，再添砂仁、木香，进二剂。

夜半，鼻衄不止，面黑唇焦，漐漐大汗，口开气喘，抬肩直视，舌黑如煤，握拳狂起，卧于砖氅上，啮齿吐舌，形状狰狞。

至五更天，寂然睡去。天曙，其夫呼之不应，视之已毙。

其夫啼哭之间，觑见床下，死鼠狼藉，恍然心悟。

始知郑医误治，腆郁不已。

【按】某妓服第二剂之后，病变核痛，即可退思审查，改用解毒活血之药，或且不至有误。彼则不然，误认伏寒，重用热剂，如救火添薪，岂不殆哉！

然某妓中毒未发，接服辛散之药，药到病除，无怪郑医误断为寒。

迨服二剂之后，内热外发，大渴目赤，是为外显之征，便可渐止前药。而乃放胆再用前药，是大错也。

虽然，热伏未发，外似阴象，最难明辨。

然天变先雷，础润知雨。彼其二剂服后，转发狂、大渴、热核肿痛，是为热证之征。彼何执迷不悟，竟至误死，真可胜叹！

余因某妓之误，才知医者诊断艰难，非具望闻问切之真法、精详细究不可。

果诊断之难，为医者岂可模糊诊察，仓卒误人哉！

血崩急救，医之缓治尤甚于误治

李健颐

黄妻怀孕九个月，因烦劳过度，子宫破伤。

胎中血液霎时倾崩，连夜不止，神乱心昏，言语謇涩。

其初尚能服药，连服归脾汤两剂，均无应效。天亮诸医毕集，议论纷纷，莫衷一是。

余见此症，系劳伤胎室，血液倾溢过多，心血必与俱出。心血若出，神不守舍，所以神乱心昏，脉散无伦。此属急症，毫无疑义。

急则治标，古之明训。正宜急于止血，血止之后，再图别治。

某医不以为然，竟投归脾汤，冀可引血归原，独不思血液之倾，何能一致以使之归原哉。

且归脾汤，功用只能引血统归于脾，是引血之缓治，非止血之急剂。急病缓治，匪徒无益，而反害之。故服归脾汤后，血崩益甚，燎原之势，焉能救乎？

予见病势甚急，苟犹豫延缓，生命立危。乃急用上海新亚麦角注射液二公撮，于上腿外侧之皮下，注射二针。再用新亚浓康福那心一公撮，注射上膊。

越数分钟，神醒而愈，继以十全大补汤以善其后。

因思此症初无危险，由于服归脾汤之缓治，致变重笃。

可知医之缓治，尤甚于误治，可不慎哉。

此亦可作前车之鉴，特笔于书以为自励。

医界春秋（医案）

癫狂病症治疗经过

李征韶

审病贵精确，疗病重实施，工之责也。

先哲发明医学，而后人不能勤求古训，以启新知。

西说流入，或见异思迁，或互相倾轧，亦不思之甚矣。

盖学术无古今中外国界畛域，第求实施准确以为归。

余尝伏案三十余年，临床十余载，从无与西学争长短，私心尚欲折冲其学术以光大之。

然不学无术，未免贻笑高明耳。今仅就癫狂病症，治疗经过，沟而通之。

夫癫狂之为病，先有病根，然后有诱因。若无病根及诱因，此症不能成立也。

病根为何，由于心中郁抑，久而不宣，不宣则愈郁而愈甚。

《素问·病能论》曰；阳气者暴折而难决。

《通评虚实论》曰：癫疾厥狂，久逆之所生也，即此之谓也。诱因为何，卒受惊恐，惊则肝阳上奔，肝脉鹜暴，而神明昏乱矣。

《大奇论》曰：肝脉鹜暴，有所惊骇。其斯之谓欤。且其人胃腑有热，加以郁极受惊而暴发，发则阳气上奔。

《脉解》篇曰：太阳所谓甚则狂癫疾者，阳气尽在上，而阴气从下，下虚上实，故癫狂疾也。

《厥论》曰：阳明之厥，则癫疾欲走呼，妄见妄言。

《宣明五气》篇曰：五邪所乱，邪入于阳则狂……搏阳则为颠疾。夫心主血，肝藏血。心郁受惊，而邪气凑之。致血行障碍而积瘀，瘀血迷心，而热上冲脑也。盖郁能致血瘀，尽人皆知之。

瘀血能致狂，仲景故已言及，此皆先哲之学说也。

若西说则谓神经刺激过度而致，谓脑神经中有最长的神经，名曰迷走神经，下连心胃，分布各脏腑，使主知觉又主运动，且能制止心动的力量。

其另一神经，名曰交感神经，亦是分布各脏腑，和脊髓神经、脑髓神经互相联络，与迷走神经的力量相反，能催进心动，两神经互相平衡，则心动整齐。（质言之，动静两脉势均，故循环无障碍。《灵枢·五味》篇云"别出两行"，营卫之道即指此也。）

若迷走神经受了刺激，不能制止心动，则交感神经必起紧张。心动因之亢进，同时心室震荡不宁，全体静脉致受郁血。中西合参，尚无轩轾。

盖心气通于脑。

《六节脏象论》曰：心者生之本，神之处也。况脊髓神经与脑髓神经皆太阳经脉所循环，为神明游息之地乎。西医以脑气筋主全身运动知觉。

中医以心藏血脉之气，而头为诸阳之会也。与其谓为神经病，无宁谓为血行病之为喻乎。

中医治法，镇惊、潜阳、涤瘀、引血下行，不使血热上充，又为壮水之主，以制阳光。诸法具备，故病愈可期。

西医治法，徒镇神经，故成效极微，此则西不如中也，即根据循环障碍，郁血致瘀，而通中西医学之邮。

如陈无咎先生所云：为西医进一解，即为中医正其轨。以明医道无国界，中药有独长。

谨将临床经过开列于后，其人姓名恕不宣布。

望：望病者之色，颜面青暗，目光怪视。其瞤不若常人，其自视则谓他人面目改变。

闻：闻其声，则狂妄不休。一如《内》《难》经之所云云。

问：此问字，非问所苦之谓。癫狂之人，何能将自己所苦告予？是问其家人，病者起病前之情形也。患是病者，因心中郁抑，久而不舒，继受惊恐比比皆然。初则将其平日郁闷之气告人，渐至语无伦次，渐至怒骂，而癫狂作矣。发则走呼，常恐人之害己。一切饮食，指为毒物，投以汤药，拒而不饮。

切：切其脉象，阳明脉独洪大。滑疾无伦，少阴脉少细，右手脉常出过寸口。

按：按病者之心胸，心房震荡不宁，轧轧有声，是为心动亢进之象。

治疗：急则治标，缓则治本，梦醒汤有应有不应，视乎病人之脏腑何如耳。若执死方以治活人，余以为不对者多也。是知有其法，不可泥其方，则思过半矣。

始疏温胆汤，加羚、犀、牛黄、辰砂、雷丸，微应。

次疏白虎汤，加桃仁、红花而应。

唯此症稍知，则索食靡常。

《病能论》云：夺其食即已。而事实上有不能者。

迨不大便，则用承气汤以下之。

此后或温胆或白虎，互相出入。而桃仁、红花、牛膝、五灵脂、郁金、山栀、丹参、玄参、生地黄、麦冬、生石决、生龙牡、丹皮、赤白芍等味随时加入。

如拒不服药，易地疗养便可。

病发于三数月间者，清醒后尚要服药，四十日可已，病久者更为斟酌消息可也。

间有病愈而复发者，或由工之不察，或由病家无忍耐，以为既愈无服药之必要，往往功败垂成，良可惜也。

癫狂，大症也，十余帖药，谓能尽其病乎？仲景有病不尽复发之垂诫，学者何弗思之。

效果：清醒后十余日，尚不能恢复平时状态，此脑气之未充也。必自下瘀黑粪，日三数行，四五日即止，此时病去其七。

食量如常，再过旬余面颊发热，口中如含橄榄状，则以正川黄连末，清水调和敷患处，四五日平复，或右或左，彼平则此发。盖阳明燥盛之气，始得发泄也。

此时病去其八，过此以往。或时发牙痛，不能食，不得寐，再以白虎、增液投之，牙痛愈，而病已十去其九矣。

此余临床治疗经过之情形也。

敢以刍荛一得之见，就正于博学君子。

第 九 集

补中益气治愈大小便秘结之特效

余驾山

邑之杨某，年四十余，患湿痰流注。

经某医诊治，投以斑蝥，流注方愈。

而二便不通，食减形消，溺管痒痛，溱溱有汗，少腹痛胀，手不可近，昼夜呼号，几无片刻，已十余日矣。

旋就余诊。

余以通幽丸及八正辈下之，并以黑豆一掬，水煎热服，取其能解斑蝥毒也。

服药之后，始则得解燥粪，继则纯如白冻，饮食亦能增进。

唯小溲不时淋沥，痛胀难忍。

更以五淋散合六味地黄，再进一剂，小便畅矣。

其后杨某以久病体虚，路途遥远，一往一返，费用孔多。且家本寒素，经此挫折，未能连服药饵，是以余毒未净。

未浃旬，流注复作，遂改革诊治。

流注虽少愈，而二便复行秘结，仍就余诊。

余曰："久病营卫变虚，不能收摄，膀胱不司气化，阳明失传导之职，法当升补。"乃以八味地黄合补中益气，两法增减，连进两帖。

二便俱通，而诸恙亦告痊矣。

余不敢一得自私，特录之以供诸同志之研究焉。

痉病盛行治验

林德翔

壬申春间，揭阳各乡痉病盛行。

初起时，大多憎寒壮热，呕吐头痛，渐次项强，角弓反张，甚则神昏谵语，四肢瘲疭。病势重者，一二日即行毙命；稍轻者，则三四日、四五日、七八日或十数日不等，有一家日毙两三口者。

其毒之疠，其祸之酷，为余有生以来所未尝见。

时大坪埔乡有钟蔡亮者，年十六岁。

患发热呕吐，头项强痛，腰脊反张，四肢抽掣。

延其表兄西医姚某诊治，断为时行脑膜炎重病，用血清注射数次及饮以平脑解抽之药。

初起一二日，尚能呼号叫痛；渐次神昏谵语；五六日后，目斜视而牙关紧闭。

举家惶惶，预办后事。

其族叔钟声清荐翔往视。

翔闻病势危急，即驱车前往。未及其门，已闻号哭之声。

翔知有变，即拟返寓。方欲转步，而病者之母上前哀求，谓儿胸腹间有紫黑色数处，身硬不动，四肢冰冷，呼吸断续。亲族诸人，咸谓症已无救。我闻之，悲不自胜，故放声哭。敢烦先生速为施救！

余问其大便如何，其母曰：前数天尝行一次，黑而至臭。今腹微胀，而便仍未行。言已，即促入视。

余观其面，油然而赤，唇焦，目瞑。

按其脉象，沉数鼓指。

晓之曰：此为疫毒邪热蓄聚阳明腑中。

本宜清泄泻火、大剂解毒，使其邪热秽毒从二便去。

乃西医不知此法，徒用血清而不敢泻，致其邪热疫毒无处宣泄。清其流而不溯其源，养痈贻患，是莫怪愈治而病愈重。

今病至此，非荡涤快下之药，泻其热毒，断难挽回万一。

于是用重剂大承气汤加僵蚕、蝉蜕，嘱其煎汤之后，以咸梅擦齿，俾其口开，然后将药徐徐灌下。

一昼夜连进二剂，泻出黑粪极多。

次日再诊，脉洪大有力，舌苔白厚，中心黄黑，手足稍温，身亦能动。

唯口中喃喃，不知作何语，项强及腰脊反张仍如故。

先用升降散，即生大黄四钱、白僵蚕（酒炒）二钱、辛蝉蜕（去土）一钱、广郁金去皮三分共研细末，和匀。

每服二钱，用黄酒一杯半，雪蜜七钱五分，调匀冷服，冲开水与服。

再以凉膈散加僵蚕、蝉蜕、钩藤、豆豉、银花、连翘等品。

服二剂，又泻下黑粪数次。

第三诊，舌本红赤，苔薄白，中心黄黑已除，目能辨人，口能说话，身亦能知痛楚。

唯脉仍洪大有力、项强及腰脊反张似仍如故。

为导赤散加全蝎、蜈蚣、僵蚕、蝉蜕、豆豉、红花、赤芍药、当归尾等，水煎，冲入升降散钱半。

服三剂后，胸腹间紫黑色俱退，腰项强硬亦愈大半。

但舌赤脉数，似不稍退。

遂用黄连解毒汤与龙胆泻肝汤加全蝎、蜈蚣、僵蚕、蝉蜕、银花、连翘、紫草、丹皮、花粉、赤芍、葛根等味，出入先后为方，连服七八剂，诸病始愈。

愈后口中微渴，夜多作梦，不能熟睡。

余以元参、麦冬、酸枣仁、金钗石斛、贝母、石决明、生杭芍等为剂与服，二剂即能酣睡，而口亦和。半月后始能学步庭中矣。

盲肠炎治验
许良水

谈虎色变之盲肠炎，为流行病之一种。

我国医谓之肠痈。论病名，盲肠炎较为确当，非可掩护。

尝考生理组织，盲肠长三英寸至四寸，生于大肠与小肠连接处之侧面，位于腹之右部。虽附于消化器，在人体无甚功用。

苟其人消化不良，感冒失治，饮食欠慎，或食后作剧烈运动，则食物有屯积盲肠之可能。

日久不得运化，食物腐败，则盲肠发炎，腹部作痛。

庸医不习诊断，视为平常腹痛，处无关痛痒之方剂，则盲肠溃烂，延及大小肠，则生命危矣。

苟值高手，真有覆杯见瘥、再剂痊愈之概。

其法唯何？即我国医圣仲景所著之《金匮》肠痈条下之大黄牡丹皮汤是也。

兹将盲肠炎症状，及最近治验案二则列下：

此病初起，饮食减少，恶心作吐，发热喜饮，脉象弦数，舌苔黄厚。

腹之右部（即脐之下侧）疼痛拒按，甚则右腿蜷缩，不可伸动，伸则痛甚。

即为盲肠炎之特证。

去年六月九日，陶翁年五十余，住南成都路桂馨里。

初起发热，泛恶，胃呆，腹右部微痛。

延某中医诊治，翌日腹痛加剧。

延王培元西医及予诊治。

王已先予而至，详细诊断，云似系盲肠炎，请送某大医院检验。

王去，予诊，即确定为盲肠炎，不过尚未溃烂，药力尚可及。

即书大黄牡丹皮汤加味，嘱其速服。

奈陶府家人，头脑较新，闻患盲肠炎，以为非割不可，即送某大医院施术，住四十余天，始得出院。

同月十五日，顾君年四十岁，住南市沙场街正兴坊。

症状与陶翁一般，延不佞诊治，亦书大黄牡丹皮汤与服，夜间解污物甚多。

次日复诊，痛已可按，嘱原方再进一剂。

以后调理五日痊愈。

随方师公溥临证记
辜占梅

西医所谓胃扩张、膀胱炎、盲肠炎者之治愈。

西医治病，注重机械。查粪便，验痰血，纤悉无遗。爱克司光反射镜，秋毫毕露，诊断之能事尽矣。至于疗病之术，或运刀锯，或施冰罨，皇皇两大法门，更足以抹煞一切。

以我中医诊疗之单简，较之未免逊色。然而事实上，竟有大谬不然者。

焦易堂馆长宣告国人书，及田桐氏之《中华医药兴废论》，铁证迭迭，轩轾判然。国人早有认识。兹将公溥我师最近治愈西医所不能治之症数则，摘述于后，以供研究。

上海市保安处副处长曾则生，病胃痛，绵月余。

饮食不进，夜梦纷纭，遗泄时见，腰肢酸楚，精神萎顿。

军医官某博士诊之，断为胃扩张症。胃部扩张下坠，失收缩力，症甚危重。朝夕施行注射手术，并服特效药水，病日益甚。杨啸天处长忧之，嘱改延方师公溥诊视。

方师诊脉之后，断为肾虚胃弱、水火不济。调理得法，尚可无虞。初投固督养胃、安脑宁神之品。

翌日，胃脘疼痛较瘥，眠食渐佳。复诊仍宗前意化裁，调理经旬，霍然痊愈，精神健旺，到保安处视事。

杨处长及各科等，以曾副处长症重愈速，群赞方师医术之精深也。

查当时所拟之方，即叶氏养胃汤，加龙骨、牡蛎、枣仁、茯神、益智仁、柏子仁、当归、白芍、远志、陈皮之类。

逐日出入增减，遂告成功耳。

威海卫路吉六里，郑韫山翁，年七十六。

民国二十二年九月十九日，夜半忽患小溲不通，少腹胀痛难忍，转动不得，家人惶急。

翌早，延大英医院医生英人某往诊。

经用橡皮条插入溺管，通出小便多少而去。

自后溺管发生疼痛，迟至明早，约历二十余时之久，尿闭益甚，腹胀益剧。

乃再延该医诊察，经用机械检查之后，确断为膀胱上发炎，有瘀肉塞住，以致尿道不通，症甚危险。宜异入该医院用大手术割去瘀肉，可望转机。问其有把握否，曰无定。

其仲郎赞廷君，闻之惧甚，以乃父年逾古稀，何堪经此一割，力持不可。另急电转请方师公溥，驰往诊视。

师望色观舌切脉毕，从容曰："毋恐。此症名为癃闭，由肾虚气滞、转化不灵所致。

膀胱生瘀肉之说，绝无其事。

但尿禁已过廿余小时，高年之体，自宜小心，以免发生意外。"

即拟滋肾化气利水一方与之。

方用通关滋肾丸四钱，真琥珀七分，川郁金钱半，冬葵子三钱，广木香八分，建泽泻四钱，车前子三钱，小青皮八分，细牛膝钱半，云茯苓四钱，梗通草一钱。

服药后三时，小便渐见点滴。

夜半渐利，次早再诊，腹胀较舒，已能行动。

再宗原意化裁，服药两天，小便已通大半。

后以加味肾气丸调理收功，费时不过五六天耳。是症也，西医明明指为膀胱生瘀，舍剖割别无办法。而方师竟以内服汤药取效，既无危险，又省手续。

自肠炎之名创自西医，即指肠部发炎肿痛，或脓腐之谓。（大肠上段接小肠处，有虫形物一条，曰虫样垂，亦曰盲肠，即我国《难经》所谓大肠会，为阑门者近是。）

癸酉秋初，辣斐德路维厚里十五号，刘则然之子，年十四。

右胁下突患剧痛，两便不通，即异入霞飞路某西医疗养院诊治，并另延院外著名西医数人参诊。

用电光及各种手续检查，皆断盲肠炎重症，施刀割、冰罨各手术，此外别无良法。

家人惶急无措，即商之其至友郭九如君。

郭君以轻用开刀冰罨，眼见伤亡不少，乃决计转请方师公溥，设法挽救。

经方师诊察之下，见其头眼昏眩、呕逆、肢厥、面青、口渴引饮，随饮随吐，舌苔白，脉象沉弦迟涩。

断为肝气寒结郁于盲肠。

盖胁下少腹，肝气所主。根本治法，仍宜注重于肝。

况眩呕、面青、肢厥、苔白、脉弦皆肝经得病之象。体质素弱，若妄施剖割，气脱而危亡立见。急拟当归四逆汤加减治之。

计全当归二钱，白芍药二钱，川桂枝钱半，吴茱萸一钱，北细辛四分，小木通钱半，炙甘草五分，川楝子钱半，广木香八分。

方中用当归、白芍以活血养肝润肠，细辛、桂枝、吴萸以温散厥阴寒气，川楝、木通以清肝泄热，更用木香以行气，用甘草以和诸药，缓急痛，兼培元气。

服药后数时，略得睡眠。次日再诊，痛势渐轻，诸恙渐减。

再宗原意出入，调理一星期，霍然而愈。

此病万分危重，我国医乃不施刀割，仅凭数味汤药，即能起沉疴于无形，而奏安全之效。

【按】方师云：此症系盲肠炎之属于虚者，寒多热少，内脓未化，故于温散苦泄而愈。

至若盲肠炎实证，肠内脓毒已成，外见焮红肿硬不移，疼痛拒按，舌苔黄，脉沉实而数，又当照我国肠痈治法消息之。辛温药不可滥用，临证宜小心分别为要。

脚气误用热药变废

李健颐

薛某者，以近色失慎受风湿。初起脊背酸痛，头晕眼花。延李医诊治，投清燥救肺汤数剂罔效。

改与滋阴凉血，背痛反增，两脚麻木，痰涎壅甚。改延吴医，断为误服凉药，寒凉之气直入肾经所致，谓非热药不可，即投附子理中汤加桂、芪、归、术、姜、茰等。

初服一剂，痰饮减少，薛某欣甚。再延复诊，确认为寒，遂将前药再服二三十剂，并食牛羊肉、参茸、醇酒等。其病日痼日甚，反复无常。

两脚硬着，麻木肿痛，萎废床第，唯觉畏寒。

继延及余，据云前被李医误治，以至于斯。幸改延吴医，投与热药，痰涎始平，病势比前大有回春。

又曰症因寒伏骨髓，非温热不能见功。

余曰："热药固非治脚气专方，只可暂用，不宜多服。

且药热性最苛烈，兼能却夺血液。

血液被劫，骨节机关则无运动之能力，筋肉枯燥则无滑润之作用。

其病反剧，亦为热药所致然也。

虽然李姓之误于寒，未及变坏，尚可救治。

今复误用热药，烧灼血液，筋枯肉败。

迨其附毒内发，毒甚弥漫，必发疮痍。苟若不亟解毒，后患堪虞。"

无如专信热药，执迷不悟，仍照前药再投，后果发生疮毒。初生赘瘤，日久成脓，先后破烂，血质淋漓，倍极狼狈。至此即知余言有验，复来求诊。

余曰："服热过多，筋肉骨节之胶质皆被热药烧尽，仅剩骨中灰质，所以脆硬而无柔软之性。犹夫杉木烧成枯炭，意欲回复原质，不亦难哉！故薛某至今成一跛者夫。"

加减解毒活血汤治脚气热肿

李健颐

杨某，年三十七。因涉远途，受湿毒之气，蕴蓄多日。

初觉左脚麻木不仁，头背强硬。

三四日后，发热头痛，脚肚肿痛，大热，时有谵语。

延外科微生诊治，断系阳痈之证，投仙方活命饮，罔效。

改延于余，脉数有力，舌质绛紫，身热狂燥，气喘急，病势甚危。

即为疏加减解毒活血汤（方见拙著《鼠疫新篇》）。

服后脚痛顿止，肿亦消尽。

唯脚膝麻木酸痹，改用赤芍、木瓜、怀牛膝、桑枝、当归、生地、海桐皮等，连服十余剂，麻痹若失。

后以黑穞豆一两、干桑枝五钱，常服以善其后。

咳血败症

李健颐

林某，年三十一，素嗜怒，性好色。

患咳血，经余诊治，略愈有半载。

余曾谆嘱力戒酒色，并一切辛热食物，庶病有复原之日矣。

奈以欲念不遏，恣恋女性，旧恙复发，咳血盈盂，头汗渍渍，食欲不振，手脚酸软，口燥唇焦，烦扰不寐。

再服前方，罔效。改服西药及鱼肝油，并注射西药咳嗽苏根等，均无效。

留连半年，病势加剧。

浑身大汗，睡时更甚，醒则神气昏忽，胸满恶食，阴茎缩入。

若心有所想，每即遗精。

乃连服参茸以壮阳道，以作延长时日计。

以是肢体不衰，形色不脱，脉象和平，如无病者。

虽然脉象和平，而其咳血烦躁，大汗遗精，是元气已脱，肾阳已败，皆属不治。

又兼嗜怒性欲不改，更难医疗。

此理之至明，岂必俟几几于脉之和平乎！由此观之，林某败病皆具，其脉虽好，非善兆也，可以断死而无疑矣。

果延至七月末而亡，考究其脉之和平，谅是因补药所特故也。

吾意医者若遇此病，诊断之时，当须细察病原，审查情景，研究声音，庶可以知其生死之期。

古人多有此法，故能预知生死也。

寒格哮喘

李健颐

务里村高某者，年迈气衰，素善病。

一日赴海中摆鱼，冒雨而归，衣服尽湿。

到家之时，忽发战栗，后即气急哮喘，坐卧不攀。

家人毕集，或灌以童便，或饮以盐汤，喘气暂平，片刻又喘，甚至胸满遗尿，面白肢厥。急来邀余诊治。

细察病状，非是有热，脉见沉细虚弱，又非热脉。

谅系触受雨水冷气，浸袭皮肤之间。肺合皮毛，乃乘其合，引入肺经。肺寒激动，变为哮喘，可无疑义矣。

即疏定喘方：即白果肉六枚，净麻黄二钱，陈半夏二钱，枯子芩一钱五分，桑白皮二钱，款冬花二钱，瓜蒌仁霜二钱，光杏仁二钱，粉甘草八分，嫩桂枝二钱，黑锡丹一钱五分。

连服二剂，头汗润润，哮喘若失。

热喘误服热药

李健颐

平潭街同福号店东妻舅某者，年五十六岁。

因感暑气多日，变成热喘。

喘渴烦扰，气急抬肩，辗转不安。

延某用定喘方加附子、五味等药。

服后喘急愈甚，眼热红赤，口渴不止，舌焦干绛，危在旦夕。

急来邀余。

细按其脉，洪数有力，身热类赤，显系肺热，热喘误服热药所致。

即拟清燥救肺汤：即北沙参四钱，贡麦冬四钱，生杷叶三钱，火麻仁三钱，光杏仁三钱，鲜桑叶六张，生石膏一两，生甘草八分（加冬瓜皮二两，荸荠汁一大杯，匀冲）。

服后喘气悉平，热退身凉。

继以白虎汤加二母而收功。

【按】此症由暑热伏于肺经，热激肺鸣。某医误认寒格肺热，投定喘方，以致二热相搏，火热腾发，变症丛生。苟当时非余之诊断确认为热，改用凉药，因循前法，则其生命殆矣。

吾谓医之用药，生死只在于顷刻之间，言之可畏，闻之心寒。

为医者岂不惧乎！

血热发斑

李健颐

癸亥年，俞某子，年四岁，患热病，延余诊治。

见其体热口渴，舌苔老黄，颔颈四肢各部疹点丛密，头汗身痛，食欲不振。

与银翘散去荆芥，加大青、丹皮、元参搜邪解毒，以清肌热。

初服一剂，未见减轻，照原方加白虎。

服后病如常，改延周某诊。

云："斑毒内陷，不能发起。"

投大剂升麻葛根汤加升热表散。

服一剂病态依然。

再投一剂，忽变口渴大热、狂言错乱、上喘下泄、舌苔干燥无津、口糜声哑。

旋复求诊于余，脉沉数硬，粪色老黄带赤，且极臭。

余断为通服升热表散，以致火邪攻里、热炽津涸、里结旁流之证。

拟与犀角地黄汤合调胃承气汤。

缘因余某之姐夫略识医药，云："大黄、犀角，性最猛，小儿体质柔弱，岂容用此猛药乎？倘服此药不瘥，他味无复可用，故大黄、犀角为众药之末途，必不得已而用之。"

俞某信其言，不敢服，延至二日，病愈笃。

时周由该处经过，余某遇见，遂再邀入诊视。

其尤不知自误，反云："前服银翘散之害。"

其措词亦甚支离，且扬言："伊再投一剂即可全治。"又自诩："此非善者不能疗也。"仍照前方加减一二味。

越夕，该儿齿龈多有积血，试以手掏之血积处，旋即血溢盈盘，头颈手足各部红疹俱变黑色，势甚危殆。

俞某见势不佳，自谓"十死而无一生"。

夜间静坐沉思良久，觉惜前药之误，且悔不服大黄、犀角以致于此也。

乃将余前开各药灌下，以作死马活医。

连灌至天亮，即泻出黑粪甚多，精神渐苏。

急来邀余，仍照原方，大黄用八钱，加鲜芦根二两，再服而愈。

后与莱菔养胃汤收功。

今俞子之愈，诚万幸也。

苟当时不知改服大黄各药，专信周某之言，其不至误死者鲜矣！

疫疹误灸
李健颐

役屿村施某，夏间染疫疹。

初起大热腹痛，体倦口渴，服银翘白虎汤，身热不灭，腹痛加剧。

求本乡巫觋打卦，诊云："系少阴腹痛。"

用艾火灸腹部各处二十余壮。

热势加甚，大热谵语，神乱昏睡，手足拘挛，遗尿大喘。

急延余诊，六脉浮大无伦，舌苔老黄，口不知渴，大便溏泻。

乃知为津液内竭，肺胃败伤。今延如斯，恐难医疗，却辞而归。

施妻婉求再四，哀惨万状，情难忍却。勉与清瘟败毒饮加大黄五钱，以冀万一。至午后二点钟，药未煎下，即登鬼录矣。

【按】此证由疫毒之气伏于肺胃，火毒攻击，以作腹痛。

再以火误灸腹部，犹火上加油，火势蔓延，烧灼津液，内腑败坏，外则发现死症。其大喘遗尿、手足拘挛，皆为火邪伤阴、筋肉内伤、肺叶焦枯、肾阳萎败之现象也。

嗟乎！疫疹之症，发散之药尚属禁忌，而况火热劫阴而重伤真阴者哉？

诚矣，巫觋误人，洵可浩叹也！

治愈心包变坏

李健颐

心囊变坏一症，中医论之殊不多见。唯《素问·离合真邪论》曰："大气留止，故命曰补。"又曰："推阖其门，令神气存。"此为心脏变坏而论施治之法也。

余阅黄溪《医垒丛书》，于"医轨论心包络"一篇，未尝不叹其才之秀。

今之士，能上追《灵》《素》，近参德日，将固有之文化，与科学相贯通者，几何耶？

余与黄溪，远隔千里，而神交寄之，所谓道存而目击者非耶？故于医事之余，欲为后进作津梁，遂将医案二则，附录于后。正如黄溪云：不愿自己得保，而愿为他人鸣鼓角也。

医案录后。

廿三年四月六日，李执祥。

大气上逆，主心包络。《灵枢·病传》篇曰："大气入脏，病先发于心。"《素问·灵兰秘典论》曰："膻中者，臣使之官，喜乐出焉。"故曰忧能伤神，郁能伤气，怒能伤肝。

《调经论》曰："阴之生实奈何？曰：喜怒不节，则阴气上逆，上逆则下虚，下虚则阳气走之，故曰实。"《阴阳应象大论》曰："人有五脏化五气，以生喜怒悲忧恐。"又曰："肝在志为怒，心在志为喜。"故忧郁者乐之反，懊恼怒者喜之反。五脏之志，本自相胜，反则为逆。

今六脉虚芤弦濡，舌苔黄薄，气喘而逆，不得卧寐，目深而颜黑，是为喜怒不节、继伤饮食所至也。

《灵枢·海论》曰："膻中为气之海，其输在柱骨之上下，前在于人迎。结喉旁也，为通心脏之血，而舒膻中之气。"先医以膻中为臣使出喜乐，以心脏为君主栖神明，制调气存神饮与之。

天花粉六钱，生白芍四钱，丝瓜络三钱，粉葛根二钱，茜草根二钱，远志筒钱半，川郁金钱半，朱茯神四钱，制南星钱半，泽佩钱半，厚朴八分，枳实钱半，甘草一钱半，枇杷叶二钱，炙乳香三分。

一剂知，三剂已。

同年六月十九日，少妇区兰胃痛，主心包络。

《素问·五脏生成》论曰："黄脉之至也，大而虚，有积气在腹。"（王注：脉不为虚，既气又虚，故脾气积于腹也。盖胃者，磨也，气伤则不能磨，而脾之输运亦失司矣。）《说文》：胃，谷府也。从肉，象形字，今写从田，乃省文。

今六脉虚大，左寸虚芤，右关虚软而濡，舌苔薄白微黄，脾气不扬，胃不磨谷。

胃脉络肝，夹脐循腹，故胃痛常牵肝及腹。胃管上接食管，而比近于心脏。心包络者，又为心脏之托瓣也。其根附于脊梁，故胃痛常胸痛彻背、背痛彻心。而食管与心包中间又为胃之内腔，亦名胃脘痛。

《素问·气穴论》云："背与心相控而痛，所治在天突与七椎及上纪。"天突，即食管。七椎，即脊梁。上纪，即胃脘也。故胃痛一症，至为复杂。

拟清肝理焦、扶脾磨胃为治。

天花粉四钱，丝瓜络二钱，生白芍四钱，杭菊二钱，大麻仁二钱，甘草一钱，厚朴八分，枳实钱半，远志筒钱半，益智七分，佛手柑钱半，葡萄干钱半。

二十日再诊。胃痛已轻，左寸虚芤，右肝弦虚。

此为旧有心包变坏之候，否则心肝何以掉动如斯乎？详询之。

谓数年前，曾在楼梯三四级高跌下。初不觉痛，数月后觉痛，乃就诊于佛山英华循道西医院，西医谓为大肠湿痛，唯留院时则不痛，出院后痛复时发，至今四年之久云。

盖心包变坏，多由郁怒伤心包，而心囊浆液膜为之变化，或脱或裂，无一定。跌打损伤亦能致此病也，以黄溪之存神命补汤加减与之。

　　丝瓜络四钱，天花粉四钱，当归身二钱，郁金钱半，生白芍六钱，朱茯神三钱，带皮苓五钱，茜草根钱半，柏子仁钱平，佛手柑一钱半，炙乳香五分，甘草钱半。

　　服药后，心肝两脉微应。

　　廿一日进而为牢心巩肾之法。

　　丝瓜络三钱，天花粉四钱，茜根钱半，生白芍四钱，川郁金钱半，橘络盐水炒钱半，朱茯神四钱，带皮苓六钱，远志肉一钱，熟枣仁钱半，怀山药六钱，当归身三钱，炙乳香三分，醋没药七分，补骨脂七分，菟丝子一钱，白果肉五枚。

　　服药后，心痛，背痛，缺盆之横骨亦痛。在缺盆间有瘀黑色突起，如李子大。

　　是为旧时跌坏、心包脱落、久而未愈之征。

第 十 集

白喉病愈自记

马冠群

余本阴亏肝旺、胃阳不足之体，性嗜纸烟，缘结不解，燥火熏灼肺阴，未免暗耗矣。

去秋燥气流行，感染时邪。加以中秋节夜，饮酒过度，吟咏月下，夜半方眠。

眠未交睫，适某妇以急病求诊，余仅着单衣而出。

诊毕再卧，梦寐中似觉咽痛，旋起吹药，而痛不稍减。

翌晨视之，咽右焮红肿痛，头疼寒热，接踵而至。

余自拟清解透邪剂，斯夜周身得有畅汗，其痛若失。

及至半夜，痛又转甚。

乃用手电对镜视之，忽起豆大白腐一块，余心生疑畏，乃延甲医某君代诊，兼请注射血清。

某君即谓症势重大，非大剂清凉不克扑减，议用神仙活命汤加减。

奈因症势方张，有进无退。

翌日，口内涎沫上泛，腮外肿势渐大。

另延乙医某君诊之，诊毕断谓不系白喉，力阻施打血清，疏方即用荆芥、牛蒡、蝉衣解表之剂。服后，腮外肿势虽减，白腐不见脱落。

再诊更以前方进步，乃药过咽间痛如刀割。

余因停药不服，自拟加减除瘟化毒汤，连进数帖而愈。

不图右间方愈，左侧又复白腐疼痛。

再延乙医诊治，仍说不系白喉，然又无以名之，但谓温邪夹湿，外感未尽，定方不离表散。

后白腐日渐滋蔓，疼痛殊属难忍。

余欲再行注射血清以救眉急，而乙医自诩专科，主观太深，坚执不可，并怒谓："若果注射血清，可延他医治之。吾家治喉从未败事。"

余辗转思维，前次注射，并未有误，此次又何不可？谅其嫉妒成性，且又学无定识，岂可妄听其言，优容养奸，坐误机宜？况喉内一线之地，生命所寄，万难推迟，乃决意举行。

讵意一经注射，痛果立减，腐亦随脱，不日竟告痊可。

后乙医惊闻余病愈之速，暗自羞愧不止云。

【门人包万程、朱建仁按】尝蒙师训，真正时疫白喉，固以清肺为主，而忌投表散。然确系有表者，亦可酌投轻疏之品，以先解表，方不制时。重者可用神仙活命汤等方，然须审慎，不可大意。

其轻者，只须一二剂除瘟化毒汤，亦可奏效，不必借重牛刀。且夫临证之际，须察其素体质如何。体质属寒，虽有火，当固本施治，不可一味寒凉，伤其中阳。

如吾师之口内泛溢涎沫，腮外渐觉肿大，乃过凉之故也。其肿甚腐轻者，牛子、赤芍、杏仁、枳壳宣利诸品，在所不忌。万勿专听一家言，专门滋腻清凉，助其壅肿。

当博考《白喉条辨》《喉科家训》《中国传染病学》等书，临证方有把握，不致为《忌表抉微》偏言所惑。

小孩发热大便下血

王润民

年来为人诊治，于伤寒、温病、湿温等稍有心得。然疑难之证，余治之不愈，经他人治愈者亦不少，爰一一记之。

余尝痛恨《古今医案》，多不实不尽之处。且所记者，多为治愈之案，于治不愈之案，则讳莫如深。此直歌功诵德，非忠于学术之旨也。

故余草斯录时，即持二念：不作一谎语。治愈与不愈之案，皆一一记之，为功为罪，在所不计。

此《功罪录》之所以名也。

小孩黄嘉祥，年约六岁。

忽然大便下血（约饭碗一碗，色带紫，有块）。

据其兄俊贤传说，先有白痢，腹中不痛，已将十日云云。

余诊之，微热，口微渴，唇红，苔白腻微黄，腹不拒按，小便黄。

因其家中恐慌，即予止血剂。

当归三钱，白芍一钱五分，荆芥炭二钱，槐花一钱，炒地榆一钱，银花三钱，白头翁（酒洗）二钱，三七四分（研末），鸦胆子七粒。（二十四年十一月廿五日方）

一日共服二剂，血减，但未全净。

翌日，病者就诊于某医院。经西医诊视，谓系大肠中血管破裂，须住院行灌肠术，并给以内服药，药后血全止。

讵血止后，下午热度忽增高。

俊贤来问办法。

余曰："此热由于止血而来。余与西医，皆不能辞其咎。此后不可复止其血矣。"

因予下方：

当归三钱，细生地二钱，木通八分，牛膝一钱，甘草一钱，桃仁一钱，丹参一钱，延胡索八分，荆芥炭二钱。

第二日（二十七日），黄君谓，昨下午热度达华氏表一〇三度。

于下午四点半服药，夜十二点热仍未退，口大渴。

至今晨一时，大便一次，现灰色。

小便二次，尿微黄。

药气扑鼻，已证明药由小便走矣。

二点后，微汗出，热始退。

神志清楚。现在体微热，今日下午再否发热，尚未可知。拟请先生至舍间详细诊视云云。因偕之往。

见病者面色甚黄，微热，舌现紫色苔，腹中微痛，口苦。

方案如下："平时饮食不慎，胃气被伤，致食后腹微痛。胃病而影响于肠，致大便不整。刻虽舌苔灰腻，但人甚瘦，此不可攻。攻之则胃愈伤。拟消导为主，辅以清热利小便。"

青蒿一钱，黄芩一钱，制半夏一钱五分，焦白术三钱，焦谷芽三钱，山楂炭二钱，薏苡仁四钱，赤、白苓各二钱。

至二十八日晨，黄君来，写一纸条见示。谓热已全退，小便由黄转清，紫苔渐退，精神如平日。

"我先生真神技也！兹谨将原方带回，请略为加减云云。"因为之去青蒿，加怀山药三钱，赤、白苓减为各一钱五分。

讵此方服后，夜间又发热，口渴，大便溏泄四次，小便利，舌苔黄色带紫。

因思此为瘀血未去之故，拟予化瘀清热，桃仁承气去硝、黄。继而思之，我方中并未用泻药，何以泄泻四次？此必肠中有宿便之故，非用承气泻去宿便不可。

因予下方：

桂枝七分，桃仁泥一钱五分，锦纹军（制）一钱，玄明粉八分，粉甘草三钱，黄芩一钱，归身二钱，细生地三钱，竹茹一钱五分，生姜三片，红枣四个。

一剂痊愈。

（二十三年十一月二十八日晚记）

阳虚头痛

王润民

中国医学院学生林君德，广东人，年约二十左右，体素瘦弱，唯无病。

近忽头痛，微恶风（不发热），口干而不欲饮，胃口不开，食减，小便赤而臭，夜间两足汗奇多，精神疲倦。

余认为阳虚头痛（不发热，非外感）。

因予下方：

黄芪三钱，白术三钱，云苓三钱，桂枝七分，白芍一钱五分，焦谷芽三钱，生甘草（分量已忘），当归三钱，五味子（分量已忘）。

一剂稍效，但头仍痛，小便仍黄臭，胃口不开，足汗等如故。

因加淡附片八分。

服二剂遂痊愈。

服一剂后，小便稍清，二剂痊愈。

（二十三年十月四日记）

湿温重证

王润民

谢君，年约四十余岁，北方人，身体魁梧，得热病。

闻初起恶寒发热，无汗，口不渴。

经医用以温药，如干姜、白术等。

胸中烦热异常，口大渴，大便不通者六日。

舌苔腻而微黄，身上赤斑隐隐，小便黄，脉有力，微咳嗽（本不咳，服药后始咳）。

经黄俊贤君介绍来诊。

余思此证，用白虎已足，承气尚非其时。苟能胃热减退，津液克保，则大便不通而自通矣。

因与以下方：

生石膏八钱，知母三钱，黄芩二钱，黄连四分，山栀三钱，粉甘草（分量已忘），饭米一撮，薄荷一钱，蝉衣八分，连翘一钱五分，丹皮二钱（有无瓜蒌，已记不清）。

方中薄荷、连翘、蝉蜕之用，因其尚有项微强之表证，故以此疏解之。

此时贤张锡纯氏法也。

服后而胸中烦热、口渴均除，夜眠甚安。

减石膏二钱，再服一剂，痊愈。

不意彼愈后，不知摄养，任意食肉饮酒，病又复发。

延他医诊治，凡十余日，服药甚多，病日见沉重。

其家属哀恳俊贤君邀余再往诊治。

视察之下，热不高，不怕冷，胸中烦热异常，气不平，身重，两腿疼痛（前医与以活络丹、桑枝等，服后更甚）。

舌苔满布，白腻而润，脉似沉缓，头眩，夜间潮热，盗汗甚多，大便不通，唯腹不拒按，神志不甚清楚，周身起红块。

因思此证，苔腻而润，非下不可，而下又恐其虚脱。

因予下方：

太子参二钱，丹皮三钱，银花三钱，全瓜蒌三钱，锦纹军（制）一钱五分，玄明粉一钱（冲），黄芩二钱，川连四分，山栀三钱。

服后病大见转机，大便一次，舌苔由白腻而转黄，不若前此之满布。

胸中已不烦热，神志清楚，能坐，口觉渴，夜间盗汗全无。

因更予下方：

太子参一钱五分，当归二钱，锦纹军（制）一钱五分，玄明粉一钱（冲），川朴八分，全瓜蒌三钱，栀子二钱，汉防己一钱，黄芩一钱，粉甘草三钱，薏苡仁二钱，左金丸大约四分或六分（已记不清）吞服（左金丸之用，因其时有酸水上泛）。

上方系调胃承气合黄龙汤而加大量甘草者。

服后胸中安适，舌苔由深黄变为微黄，且湿润，热已退。

唯夜间药后四小时（即夜十一点），病者腿部觉酸痛，阵阵跳动，周身又起红块。

一点钟后，腿部跳止，甚觉安适，声音已洪大如常人，唯小便黄，咽喉微痛，口酸。因予下方：

银花四钱，紫草三钱，丹皮二钱，粉甘草一钱，全瓜蒌三钱，荆芥炭二钱，芦根一根，锦纹军（制）八分，玄明粉六分，大麻仁五钱。

药后大奏功效，腿痛减轻，亦能动转，精神甚好，晨间吃粥二碗。

周身红块大发，舌苔仍黄，脏腑似无病，唯四肢微酸痛、身体笨重而已矣。

因更予方（方从略），服后腿仍酸痛。

隔四五日，俊贤君来，谓谢君夜间四点钟忽发疟疾，间日一次，已来二次。因往视之，咳嗽泛恶，胸闷。余断为此是类疟之证，非疟。胸脘闷，系有食积之故。

处方如下：

枳实八分，竹茹一钱五分，瓜蒌实二钱，川连四分，半夏一钱五分，没药二钱，晚蚕沙四钱（因其手足关节疼痛），大豆卷三钱，焦茅术一钱，广郁金一钱，吴茱萸一分。

上方为小陷胸汤加味。

服后疟即未来，胸脘舒，泛恶止，咳嗽轻，唯手足关节仍痛。因与以方，内服外洗，并嘱其静养。

瘥后，谢君送一纯银大银盾一座，题曰"令我回生"。

此证愈后，俊贤君问曰："此非湿温乎？"

余曰："然。"

（二十四年四月四日记）

小便红与乳糜尿

王润民

中国医学院学生某君，广东人。

小便甚红（排尿时不痛），精神疲倦，头昏，余无痛苦（脉与舌苔，已不记忆）。

据其自述，结婚甚早，婚后即患此疾，已数年于兹。曾在港粤请西医诊治，无效。

因予以菟丝、杜仲、茯苓、白术、党参等补剂，服八剂，毫无效果，竟不知是何原因。

（曾与友人某君言及，某君谓必系肾脏或输尿管等处有血管破裂，尿中含有少量血液之故，当用龙骨、牡蛎等收敛之，或可有效云云，惜未之试也）。

忆余又曾治中国医学院学生程万里君，为人甚黄瘦，唯精神尚好，小便白如牛奶，中似夹有血丝。

曾延汪企张先生诊治，先生谓系乳糜尿（润民按：欲知乳糜尿之原因，可参阅商务《病理总论》上卷八十四页）。

唯治疗未有效果。

余亦束手无策，仅令其试服金匮肾气丸而已。

后万里请包识生先生诊治，服药二十余剂痊愈。

患痔疮下血治疗之经过

李健颐

余于民国二十二年五月间，在福清县患痔疮下血证，危险已至极点。

曾经吾友俞慎初君诊治数次，继得俞君之令尊介庵先生用马钱子磨水调三仙丹涂抹，并及其自己治验，各经过情形，略列于下，聊作治疗痔疮下血之一助矣。

余于民国二十二年五月间，适因拙荆抱采薪之忧，缠绵半载。

诊治过烦，以致旧之血痔证复萌。

又因潭地匪盗四起，迁徙逃避，奔走劳碌，益之愁苦惊骇，伤及肝脏。

肝不摄血，所以下血不止。

甚至痔疮肿大，窒塞于肛门口，形似一物硬塞不通之状。

故大便里急不堪，唯日夜盘坐厕间，欲起不起，卧寐不安，实为狼狈。

日重一日，服药罔效。

甚且每逢小便时，大便亦即挺出，血汁沥滴满地。

因此精神倦怠，步履艰难，或时昏厥不醒。

若灌以热汤，并施以推拿等法，方得渐苏，势甚危险。

时得吾友俞慎初君诊治数次，投以生地黄、怀山药、樗椿皮、三七末、苦参子等药。

下血虽见稍愈，而痔疮仍然肿大，疼痛不当。

余即用冰片粉调田螺汁涂抹患部，霍然痛止。

越四五日，略能行步。

后遇俞君之令尊介庵先生云："患血痔者，唯用马钱子磨水，调三仙丹敷之最效。"

余试之果然，下血亦见稀少。

由是每日用硼酸水先洗患部，继敷以三仙丹等药，一日数回。

并用冰片五钱、生地黄四两、苦参五钱、雄黄五钱、贯众炭一两，五倍子五钱，共研细末，调冬蜜为丸。

（此丸方，系拙荆所发明之方。）

每次于食前用开水送服，一日三次，连治月余。

并用鲜葡萄、鲍鱼、淡菜、肉汁调养，兼守摄生，竟然获愈。

【按】以上之药丸剂，系拙荆王玉娘女士所发明之方。其用生地黄为君，是藉其寒凉而能止血。

盖血得热则泛滥而妄行，遇凉则碍滞而不流。所用生地之寒凉，即此之意也。苦参、冰片，为生肌防腐要药，且能佐生地之止血，故以为臣。

凡痔疮之所出血者，多由瘘管蕴蓄毒菌所致，即用雄黄直接杀菌解毒，为治本之法。益以贯众炭、五倍子收敛血管。

然其杀菌之中，又有收缩血管之作用，则其用药之妙，真不可思议矣。

余初以为妇女妄拟之方，庶不重视。后经试验一次，方知立方之奇。可见愚者尚有一得之能。及观其方中之侧重生地、苦参二味，遂名为生地苦参汤。

胫骨折伤治验记

赵宽南

鄙人家下第三顽，名远煌，年已十六。

本年元月一日，因到本市小学校开庆祝会，后随其同学到游戏场共赛足球，不意该顽被撞折却右胫。

当时由其同学辈抬到家来，奄奄床褥，身既不能坐，脚又不能移。

稍一转动，必须一人抱其身，二人抬其脚，然犹呼痛不已。

晚间尤甚，自伤处传痛至心，呻吟终宵。

彼自言胫骨实已断，但审视其伤痕，肿出约有三分之高，宽约半寸，皮色带紫青，盖伤骨而瘀血滞也。

余初欲用杉木片夹之，奈本处杉木绝少，急难觅得。

故就便用甘蔗两节，劈作两边，即轻手缓缓将其伤脚拉直，用甘蔗两边夹上，两头加以绵带系定。

再用生草药驳骨草、小榕树叶等二味，各四五两，共杵融，酒炒热，加童便调敷之，一日一换。

内用白砂糖和水温饮之。

历三日，伤痛略减，然晚间心痛仍甚。

乃换用少林寺跌打损伤遗方药煎服之，并用接骨止痛药膏贴了两日夜，其痛仍时作时止。

嗣换用生鹅不食草约一钱，搓融入酒数钱饮之。

是晚心痛顿止，而伤脚仍未能动。

再以鹅不食约三两杵融加酒及童便调敷伤处，其痛逐却。

连敷至十日夜，即可站起；继敷至二十余天，便能轻步赴学。

而该顽未受伤之前，身带疟疾。

伤愈后，加服截疟调补方，数服后，遂健壮如恒。

计自该顽受伤以迄平复。

因余家景困难，除自采取生草药外，只需买药与酒等，共去法币三元余耳。

特为志此治愈小技，以供同业一览焉。

蝉衣治破伤风

马冠群

余阅《医界春秋》余无言先生所著之《实用混合外科学讲义》，有蝉衣能治破伤风说，闻之不禁额手称庆，因素称束手无策之恶症，今乃得其治法矣！后时存跃跃欲试之心。

适丛某之仆患此，其足部为钉钯碰破。

其时未曾包裹，风邪内袭。

翌日即寒热交作，搐搦战震，痉象毕呈，乘车来寓求治。

余随将伤处挑破，敷以玉真散。

另用净蝉衣一两研末，陈酒炖温冲服，嘱覆被而卧。

据述身得畅汗而愈。

又本镇吴某孙女，足底亦因农作为钉钯碰破，漫肿经旬。奈又于归在即，欲求速愈。

余用如意金黄散蜜水调敷不效，凝思良久，或亦风袭所致乎？亦令服净蝉衣末一两而愈。

自后用此药治愈之破伤风，纸不胜录，笔不胜记，真可称破伤风之特效药矣！考此方详载于《张氏医通》《本经逢原》蝉衣条下。石顽先生亦称其治破伤风有奇效，乃医者未察耳。

事非偶然，同志尽用之乎？

第 十 一 集

睾丸偏大疼痛兼感冒治验

李云川

陈尊德，年二十四岁，素喜饮冰水、汽水诸物。

一日偶感风寒，头痛，发热，微恶寒，无汗，身体酸痛。

延至口苦而渴，不多饮，咳嗽。睾丸偏大，疼痛异常，小便短赤。

六脉浮而弦紧。

内为寒冷所积，外受风邪闭遏。病延二三天，将欲化热。法当用辛凉解表为先。

处方：银花三钱，连翘二钱，荆芥一钱半，桔梗一钱半，豆豉二钱，秦艽一钱半，川楝三钱，木通一钱半，柴胡二钱，甘草七分。

第三日，前方连服两剂，外邪已解，脉亦不浮，仅见弦象。

咳嗽更频，睾丸疼痛未除，因多食辣椒，痛加剧，口苦而渴反甚。

乃改用：荔枝核三钱，山栀三钱，山楂核三钱，枳壳一钱半，吴茱萸二分，柴胡一钱，银花三钱，连翘二钱，桔梗二钱，川贝母一钱半。一日两剂。

第四日，口苦渴、咳嗽诸症均愈，睾丸疼痛亦减过半。

再进：荔枝核三钱，山栀二钱，山楂核三钱，枳壳一钱半，吴茱萸五分。

服后约六小时，睾丸疼痛悉除，行动无碍。

至此即告停药，只戒其禁忌生冷、辛辣诸物，以意消息而安。

方意：先后用药，似属无伦。然急则治其标，故首方以解表为先，加川楝、木通，以减少膀胱湿气化热之势。

第二方，外邪已解，只些余韵，故侧重治理疝气，略佐一二解肌药。其中以山栀为君者，为欲抗制病者受辛辣刺激之故。

及第三方，口苦渴、外感余邪均见消灭，故减轻山栀，增加吴茱萸。

【按】吴茱萸为治厥阴寒气要药。余曾治一宿疾，脐下两傍胀风，阴筋浮大，搏动拘急，用吴茱萸汤一二次，动气便除。窃以肝脉络阴器，疝为厥阴肝邪，而小腹两傍，亦属厥阴。

以彼例此，可知吴茱萸能引诸药直达厥阴病所，而见效甚速，但性悍热，用时宜慎。

心绪怫逆，致起剧烈之胃脘痛

孙秉公

刘塘王翁，商于邑城。

以处境失顺，心绪怫逆，致起剧烈之胃脘痛。

脘左有块攻逆，形如覆杯，纳食则呕吐无余，唯略能饮水。

西医断为胃癌，谓为胃中黏液太多、游离酸素缺乏之故。

诊治旬余罔效，大便渐形闭结。

时余因纳税至城，其肆中经理某君，素识余，言于主人，邀余入视。

余曰："此证中医名为关格。西医谓胃中黏液过多，诚然。然黏液之多，由于情志怫郁，心肝二经之火偏亢，劫烁营血，凝练而为黏液，郁聚而为痞块。胃本消化之器，今变为痰涎之薮，消化失职，斯上格下关矣。"

处方以当归、竹茹、人参、川连、川贝、半夏、制金柑、桃仁、砂仁、牛膝、降香、肉苁蓉等，硼砂化水煎药（以硼砂善能涤胃中黏液也），冲服五汁饮一杯。

一剂而饮食略进，二剂而大便通。

后以原方加减而愈。

慢性肾脏炎肺肾并治

孙秉公

西医吴渭滨，其弟朴人游学于宁。

去冬寒假返里时，两足忽觉浮肿，既而面部及胸腹亦渐胀大，呼吸气促，小溲短涩。

乃兄诊为慢性肾脏炎，施治月余不效。病日危笃，改延余诊。

脉寸细涩，关尺结。

余曰："此症中说谓之水膨。君谓肾脏炎，系病之源；余所言者病之体。然君知此症之由来乎？其亦曰'肾脏微丝管与血管发生障碍，水液不得汇流，渗漏腹腔'之故欤？"

渭滨曰："然。"

余曰："君知微丝管与血管之障碍源由乎？"

渭滨曰："未知，请言其理。"

余笑曰："泰西学说，徒重实验，虽明其体，未究其用。是病之起虽在肾，而其源在肺。盖水为阴液，排泄属肾；水化于气，运行于肺。肺主一身之气化，气化不宣，水液壅滞，斯微丝管与血管发生障碍矣。今此症当肺肾并治：治肺以理气，治肾以利水，气行则水亦行矣。但证非有余，大忌峻剂攻伐。"

处方以鸡内金、砂仁、沉香、西洋参、紫菀、木香、腹皮为煎剂，另服金匮肾气丸三钱。

约三小时，小溲涌决如流，遍体肿消大半；服六剂而肿悉退。

乃于方中去砂仁、腹皮，加怀山药三钱、云苓三钱，并以三冬汤代茶，调理半月而愈。

渭滨昆仲，至今甚德余云。

【又按】西医每讥中医不明肾为司溺，且以藏精之说为非，不知黄帝早言之矣。经云："肾开窍于二阴。"又云："肾为胃关。"至于前阴系于肾窍，尽人而知。

前阴有二窍，一为溺窍，一为精窍。溺窍内通于膀胱而司溺，精窍内通于胞室（为女子受胎、男子藏精之所）。肾本不藏精，藏精者为胞室，而藏精之权，肾实司之。故溺窍病者为浊，精窍病者为癃。倘以藏精之说为非，则浊病云何哉？

余因载录此案，故附赘于下。

产后五朝，陡然腹痛

孙秉公

杨姓妇，产后五朝，陡然腹痛，有块如拳，攻逆靡定。

凡平肝破气攻瘀之药，屡服不效，苦楚异常，势渐不支。

余诊其脉，弦而滑。

投以胆星三钱、洋参二钱、五灵脂五钱。

一剂腹如雷鸣，下痰瘀甚多，病若失。

其夫杨小圃初见余方之药少为怪，继见病之速效为神。

余曰："我非神，药非怪也，能识病、能中病耳。"

夹阴伤寒验案

罗瓒

初诊（并议）。

考诸医书所载：夹阴伤寒，多属虚寒，治用温补。诚以寒伤于表，肾虚于里，寒则宜温，虚则宜补，此自然之理也。然遇寒邪热化、肾火上炎之证，则宜变通焉。

余以客岁之腊，请假旋里，研究之余，从事实验。

有江湾罗安邦者，余之族侄也。

偶在园中锄地，感受风寒。初起微寒，继乃发热，口渴，饮冷，气喘，咳嗽，痰黄牵涎，呕逆，胸胀，身体疼痛。

病至三日，始来延诊。

余切其脉，弦数有力；验其苔，白腻而裂。

据脉证而观，纯系伤寒热化之象。

然身疼一症：伤寒为外感，为表实，宜发散而驱邪，大有内伤外感之别在焉；夹阴为内伤，为里虚，宜补益以扶正。倘误投之，鲜有不殒命者。乃问曰："尔之身疼，系皮肤欤？抑骨节欤？"

曰："骨节耳！皮肤未有也。"

余闻而思之曰："得毋夹阴伤寒乎？夫肾主骨，骨者，肾之应也。今骨节独疼痛，非肾亏之征乎？夹阴无疑也。"

中本有疾，与此相似，但表证伤寒，邪客太阳，皮肤必痛，故上文曰："身疼腰痛也。"

夹阴伤寒，邪入少阴，肌表无病，故仅骨节疼痛，而皮肤不痛也；以此为别。

复忆医书有言：夹阴伤寒之特征，必少腹痛如刀割，曷以试之？

因问："少腹痛否？"

答云："无之！"

于是益滋吾惑：以为外感耶？胡皮肤不疼耶？以为夹阴耶？胡少腹无痛耶？是以疑参矣！惑不定也！非详细询问，乌足以知之？

余闻乡中父老言：夹阴伤寒之确候，必有身热不退、骨节疼痛之象征；然他证亦有身热骨疼者，胡可遽为臆断也？大抵见身热不退、骨节疼痛及少腹痛如刀割等证象；即宜询其有无夹阴之原因，然后处方施治，庶不致误耳！

至于治法，乃语之曰："即有表证，只宜补中微表，不可妄发，恐大汗而亡阳也。""以吾诊断，似伤寒而夹阴也。虽然，尚有疑焉！幸明以告我，毋自贻伊戚！"

曰："然！初起之夕，曾同衾也，病遂甚焉。"

余乃静气凝神，挥毫构思，处方如下：

生西党四钱，鲜生地二钱，广陈皮三钱，紫苏子三钱，酒当归三钱，天花粉三钱，川贝母二钱，川厚朴一钱五分，制川芎三钱，制玄参二钱，云茯苓三钱，莱菔子二钱，肉桂八分（研末冲服），甘草一钱（生用）。

（二月十三日）

是方也，君以西党、当归、川芎调补气血，养其正也；臣以生地、玄参、花粉滋肾生津，清其火也；佐以陈皮以利气，苏子以降气，而止其喘；川贝以祛痰，云苓以渗痰，而治其咳；再以川厚朴宽胸，莱菔子消胀，而胸胀亦愈矣！以肉桂、甘草为使者，《经》曰："热因热用。"言同类相求也；故少入肉桂于清凉剂中，俾其引火归原耳！而诸药并进，各不相谋，不虑其走极端乎？故用甘草以和中，而后攻补凉泻，无不宜矣？

次诊。

投剂后，漐漐汗出，肌热稍退，胸胀已解，身痛已愈，咳嗽呕逆诸症亦轻，唯夜半交子仍然发热，且口渴嗜饮耳！

夫夜半交子，阴尽阳生之时也；阴虚不能胜阳，故发热；津涸不能上濡，故口渴。

法宜滋阴生津、解表清里，于原方加减主之。

于原方内去川厚朴、莱菔子、肉桂、茯苓，加麦冬三钱，佐玄参以生津；杏仁二钱，佐苏子以定喘；再入百合三钱以安神，首乌三钱以养血，黄芩二钱以解表热，牛膝四钱以舒筋脉也。

（十四日）。

津液既复，口渴已止，表热全解，气喘亦愈。

但大便三日未解，胃脘微觉胀闷而已！

法宜下之，兼以和胃。

于第二方内去苏子、杏仁、黄芩、百合、玄参、麦冬，加肉豆蔻三钱、西砂仁二钱，以和胃利气；酒炒大黄二钱，以通便逐瘀。

（十五日）。

服药少顷，解下燥屎甚伙，胸中顿觉畅快，已能渐进稀粥。但饮食仍无味耳。

遂用八珍汤，加肉豆蔻、西砂仁、生姜、大枣。

连服二剂而愈！

鼠疫之治疗及验案

李健颐

国民无卫生常识，医家无预防方法，复加气候失调，酿成毒气。鼠感其气，发毒而死。内生一种杆菌，受热气而发育繁多，即由人口鼻而入脉络，传入血管，而心脏、肺脏斡旋周身，致行血之机能消失，神经麻醉而死。

《内经》云：膈膜之上，中有父母。心肺为人体之父母，故毒入心肺，最易损生。

考鼠核症，初中毒菌，仅潜伏在络脉间，自不觉倦怠状态。及毒气焕发，闯入血管，即见发热恶寒、痛痹热渴、四肢麻木、昏睡谵语、心神不安。燎原之势，不过二三日间，血痹而死。虽有良方，亦救治不及。

罗汝关先生深知此证是毒在血管，所发之核为瘀毒结聚。王清任治瘀血之妙手，有解毒活血汤一方，能解毒散瘀，与治鼠疫最有效验。刊有《鼠疫汇编》《鼠疫约编》等书行世，时医皆率为圭臬。

然治法虽妙，何以不能得良效？且疫证愈出愈奇，照法施治，多不如意，死亡之数尚占大半。未知是因毒氛较前为剧，抑或解毒活血汤未能尽善，尚在研究之中。

吾以是孜孜汲汲，潜心考核，乃知此方活血散瘀极妙，独无通络杀菌，故或效或不效也。窃思医为慈善之家，心存活人救世。今瘟疫之甚，为医者当有重责，岂可袖手旁观而坐视不救乎？

按解毒活血汤，当除柴、葛、归、朴之辛散，再加荆芥三钱解毒发汗，雄黄二钱、脑片八分通脉络壅闭，兼杀血中毒菌。盖毒在血管，非雄片莫能引诸药入血管、搜杀毒菌。

佐荆芥入血分，以鼓动毒质变成为汗，排泄体外。益以桃仁、红花散瘀血，生地、金银花清肌解热，紫草、板蓝根、浙贝母解毒散结，连翘、甘草和中退热。

初试之时，战战兢兢，追视治效结果，比解毒活血汤效验尤捷。顾医为公德之心，如有新发明疗法，理当发表，俾人民共沾康健之幸福。余奚敢私心趋利，故为误世耶？兹将鄙人生平用斯方历治各症验案贡献于世，望海内医学发明家有所指教是盼。

民国十三年，大路顶李阿之女。

于六月十六日午后陡发恶寒，浑身战栗，至夜即转大热，口渴，四肢痹痛。

延刘医生诊治，与银翘散加赤芍、丹皮，无效。

次日其热大炽，胯下发生二核，大如杯，热肿刺痛。

改与解毒活血汤，日投两剂。

大热不减，更加舌黑、谵语、大便闭结。

邀余诊视，与加减解毒活血汤，加犀角二钱、大黄八钱、石膏四两、知母五钱、金汁水二两。

服二剂，大便连下二次，热减其半，唯谵语不除。

再用原方加紫雪丹二钱，诸恙霍然。

但胯下之核肿大不消，用消毒膏敷之而愈。

民国十四年，五福庙街顺记店东蔡姓者，于夜半忽恶寒发热，身体倦怠，四肢厥痹，神色昏瞀，脉浮数，重按无力。

余与加减解毒活血汤，去雄片，加鲜竹叶心八十条、鲜马齿苋二两。

服一剂，大汗淋漓，次日而瘳。

平潭观音粤陈姓子，一日头痛发热，疑是寒邪结核，与仙人活命饮冲酒服。

服后大热炽甚，心神狂乱，舌黑口渴，四肢痹痛。

延余诊治，投加减解毒活血汤加白虎、清宫。

二日计服五剂，其病若失。

民国十六年，平潭任厝边之妻，患疫证，服解毒活血汤加承气、白虎。

服三四剂，热势不减，胯下之核刺痛难堪。

延余诊治，即与加减解毒活血汤，加大黄八钱、朴硝三钱、乳香三钱、皂刺三钱、石膏四两。外核用银针凿数小孔，再用加波力酸冲滚汤，用棉花浸贴。

其核遂渐转青色，痛亦稍止。继因津液损伤，大便燥结，投以六成汤而收功。

有翁姓者，因房后感染鼠疫。

初起发热体怠，神识不清，下丛生数核，刺痛难堪。

自疑为房后风寒直中少阴，其核认为寒邪聚结，投与桂枝汤加附子、白术。

服后大热增剧，鼻衄咳嗽，舌黑如煤，狂言乱语，头部极热，四肢厥冷。

延余诊治，按脉沉数有力，是热毒伏于肺胃，误服辛热，鼓动血分，逼血上行所致。

热已极矣，幸脏腑未败，精神无乱，毒气尤堪用药制止。

遂与加减解毒活血汤，加大黄一两、石膏六两、朴硝三钱、黄连二钱、犀角一钱、羚羊一钱。

服一剂无效，再投一剂，大便连下三次，热退身凉。

再将原方减大黄、羚犀、石膏，连服二剂而收功。

然此症之剧，苟非胆略卓识，未免错误。

乃世人不明病原，屡以房后有病为少阴，投与热药，误死甚伙，余以是重有忧也。

疆清县岭美村林某，年十二岁。

于仲夏二十六日午后，见寒栗发热、口渴肢痹。

服西药阿司匹林一粒，大汗出而热退，少顷复热，又服又退。

至二十八早，热反炽甚，神昏谵语。

投与银翘、白虎无效。

余因岳父病痢，特往审治。

林某之嫂系家岳之侄女，知余到，即为介绍延诊。

见其病势险恶，脉象模糊，舌质白滑，四肢痹痛，断为鼠疫重症，毒窜血管，散蔓心肺。

急与加减解毒活血汤，加犀角二钱、大黄五钱、石膏六两。

连进二剂，其热不退。

即令病家将病人全身浸于冷水，露出首脸，头部另用手巾二条蘸水掩，互相接换以抽热气。阅数分钟之久，即夹之而出。再照原方加减，日夜进服。

至六月初一日，神色清爽，热退大半，减大黄再服二剂而愈。

共三日，计服七剂，继用加减甘露饮而收功。

鄙人原籍泉州晋江，于民国十二年回籍祭祖，适遇鼠疫盛行。

有族长昭谦，夜半大热炽甚，腿核刺痛、神昏谵语。即投加减解毒活血汤加白虎。

日夜连服四剂，热退神清。继与清络饮清其余热。

其子孝芬亦中毒而发热，亦服此药而愈。

查此时敝乡老幼人等患此症者有二十余人，死者四人，是由误治所致，其余皆无恙矣。

观音井金榜程边陈细命之女，于前月间患鼠疫，大热神昏，腿下赘发一核，刺痛难堪，舌缩手痹，危在旦夕。

余投与加减解毒活血汤，加石膏四两、锦黄五钱、活芦根二两，连投二剂。

至次日热退神清，病者以为已愈，遂止服药。

至夜半仍复如故，急将原方再投，一日二剂，至一星期而痊。

南街尾双美号阿里兄，本月初二日得疫证。

初起四肢痹痛、大热战栗。

即购同善社所制化核散二瓶，按照传单所指穴道摸擦数次无效，旋顷腿下发二核、手膊一核，大痛神昏，急来延余。

与加减解毒活血汤加石膏四两、锦黄六钱。

服后一点钟许，核刺若失，坦然安睡。

至天亮再服一剂，热退身冷，但毒核未消，又投三剂，诸症皆愈。

务里村高品兰于前月廿八日陡起腿肚肿痛、口渴寒热、体怠神倦，自为发生寒瘤不以为虑。

至二日大热炽甚、肿甚痛剧，急来邀余。

余先用白豆试之无味，遂断为鼠疫，投与加减解毒活血汤加锦黄五钱、马齿苋一两。

一日服二剂，三日而愈。

平潭务里村高某妻，年四十岁，身怀六甲。

于二月二日感染鼠疫，神昏谵语、手颤眼吊、胎气上冲。

即昏迷不醒，痰涎涌起、四肢厥痹，脉象散乱，舌黑如煤，身热如炙，口渴不止。

急来邀余，投与加减解毒活血汤去桃红，加犀角一钱、锦大黄五钱、石膏四两、黄芩三钱。

服后四点钟，大便不下，热势不减。

再加元参、麦冬各五钱，桑寄生四钱，一日连服二剂。

至次日热减，神色清爽。

仍服二剂，后用增液、白虎收功。

平潭青岩村某妪，年六十九岁，于三月十一日得鼠疫重症，热甚乱语、气急呃逆，奄奄一息，危悬顷刻。

举家惊惶，莫衷一是。

有侄婿吴姓者，颇具研究医术之心得，乃仿用加减解毒活血汤法，加石膏三两、犀角钱半、金汁水二两、知母五钱，连服五剂而愈。

此系吴君对余所述其大概也。

平潭观音井蔡瑞春，本年五月廿八日忽恶寒发热，至午后大热如烙、神色昏迷、胸中纽痛、呕血吐痰、手足痹痛，膀下毒核焮然肿痛。

初服吴氏银翘散，顷吐殆尽，举家惊惶，急来延余。

与加减解毒活血汤加石膏二两、鲜芦根八钱、知母五钱，频频灌服。

吐止胸舒。

再追二剂，至隔日而愈。

平潭街某号伙计，年一十六岁。

因店中死鼠狼藉，东家使他收拾死鼠，遂感其毒。

至次日忽大寒大热，初延李某医生，投以解毒活血汤（柴葛各四钱、归朴各三钱，余者照原方）。

服后二点钟，忽然昏寐不醒，目吊、牙关紧闭、面色青蓝、四肢僵硬、大渴谵语，种种恶症叠叠发生。

（观此变症，可知柴、葛、归、朴之有碍也。）

乘夜遣人求治于余，即与加减解毒活血汤，加石膏四两、大黄八钱、安宫丸一粒（冲）。

将病人牙关挖开，其药藏于酒瓶里，急急灌服，至天亮神清能语。

追饭后，再延余诊视。

复用原方再服三剂，症减大半，改用清瘟败毒饮而瘳。

严老妪者，系余之姻家婶也。

于八月十六夜，初觉胯生一核，摸之即痛，口渴烦躁、精神倦怠。

是时平潭鼠疫盛行，真是谈虎色变。急来敲余诊所，余即为署加减解毒汤一方，嘱其连服二剂，明日往诊再行决断。天亮又来敲门，随之往诊。

六脉洪数，右部更疾，舌质紫绛、唇齿焦枯、核痛不减。

仍与原方加大黄五钱、石膏三两，连服五剂，核软而溃，血水渍渍。

病者以为核溃病瘳，不足为虑，遂改用白虎、甘露。

至次日又见胸中有物涌上，窒塞喉间、呼吸困难、四肢逆冷、口大渴、气大急。

余断为毒气内攻，上干肺胃。

复用原方投三剂，危势始渐平。

然如药少进，而病又大作；又投其药，而病又渐杀。以是者十余日，热势始平。

嗣后又服人参、白虎、化斑汤十余剂，即见浑身发生黑痜、肢肤甲错、真皮脱落，如汤烫然者。现尚未恢复元状，仍用白虎、甘露调治，以几复元。

考此症自发热而至于愈者，皆无发热恶寒，就外观似非热证。唯口渴舌赤及小溲短赤似柿汁者，即可断为内热。然其斗胆用药，始克建功；苟踌躇推迟，祸即立见，岂不惧哉?

加减解毒活血汤录后：

荆芥穗三钱、桃仁八钱、红花五钱、生地黄五钱、金银花三钱、紫草皮三钱、连翘三钱、雄黄一钱、浙贝母三钱、板蓝根三钱、赤芍药三钱、梅片八分、甘草钱半。

水二碗煎至一碗，温服。

如表热甚，加白虎。

里热甚，加承气。

毒在血分，加犀角、丹皮、西藏红花、天葵、金汁、神犀丹。

毒在气分，加石膏、杏贝。

心包伏热、神昏谵语者，加安宫、至宝。

毒埋筋络、鼠核刺痛者，加乳香、麝香。

更须临诊审察，权衡加减，至热平为限，不可踌躇，贻害匪轻。

（更有详细疗法，见拙著《鼠疫治疗全书》，参阅便明。）

按：鼠毒之甚，如火燎原，随即内传脏腑及三焦，与温病之首先犯肺，渐次传于中下焦者不同，故其治法亦迥异。

盖鼠疫初起之时，即蔓延三焦，即可随症加入膏、黄以制强锋，乃不必虑其有碍中下焦也。苟犹豫顾忌，势必养痈长疽，则救之不及矣。